邰启扬催眠疗愈系列

Hypnotism

邰启扬　吴承红　著

催眠术治疗手记
Treatment Diary

第2版

社会科学文献出版社
SOCIAL SCIENCES ACADEMIC PRESS (CHINA)

总　序

　　你听说过"巴乌特症候群"吗？那是一生都在拼命工作，突然有一天，就像马达被烧坏了一样，失去了动力，陷于动弹不得的状态。具体表现是：焦虑、抑郁、孤独、健忘、与他人的情感投入低，甚至对性生活也失去兴趣……

　　你听说过现代人身心症吗？表现在外的生理症状是高血压、消化性溃疡、过敏性大肠炎、支气管哮喘以及自主神经失调症等，但致病的根源却是心理因素。服药、打针或其他生化治疗方法每每难见成效。

　　我们有幸生活在一个伟大的时代，经济高速增长，科技日新月异，物质生活水平有了极大的提升。但硬币总有两面，世间的事总是有一利必有一弊，高速度、快节奏、竞争激烈、变化太快的社会生活使得形形色色的心理问题、心理疾病不期而至且挥之不去。据世界卫生组织统计，全球有逾 3 亿人罹患抑郁症，约占全球人口的 4.3%，近 10 年来每年增速约 18%，中国约有 5400 万患者。该组织还预测：到 2020 年，抑郁症会成为影响寿命、增加经济负担的第二大疾病。

除了抑郁症，还有一堆的其他心理问题与心理疾病呢。

怎么办？问题无可避免，应对才是积极的作为！

"郅启扬催眠疗愈系列"丛书向您推介一种心理治疗技术——催眠术。

催眠术具有强大而独特的作用，是解决心理问题，治疗心理疾病的有效工具。

催眠状态下，可以直接进入人的潜意识，绝大多数心理疾病的深层次根源就潜伏在潜意识中。

催眠状态下，可以让心理得到彻底的放松——情绪宣泄，任何一个人在这种宣泄后得到的感觉就是轻松，就是愉悦，就是感到重新有了活力。

催眠状态下，心理暗示的作用将得以最充分地发挥与表现，心理问题、心理疾病会有根本性的改观。

催眠状态下，开发人类潜能、调节心理状态可实现最大的功效。

强烈推荐自我催眠术。自我催眠术除具有上述功效，还有几个更诱人的特点。

自我控制——许多人对看心理医生本身有心理障碍，即害怕被别人控制；担心说出自己的隐私，自我催眠就没这种顾忌了。

简便易学——操作过程简单，经过一两个星期的学习，任何人都可以掌握自我催眠的技术。

方便快捷——随时能进行。初学阶段可能对时间与场所还有一些要求，熟练以后，任何时间、任何场合都可以进行。

不需费用——使用心理咨询师或催眠师的服务需要一笔很大的开支，至少对于工薪阶层来说是如此。自我催眠则不需要任何费用。

如今，催眠术已成为影视作品的话题与素材，它更应当成为人们调节身心状态，提高生活质量的工具，那才是这门学科、这门技术的初心。

1990 年我出版了一本小册子《催眠探奇》，至今已过去 27个年头。27 年间，虽时有种种杂务缠身，但我始终没有离开催眠方面的实践与研究，前后共写了 12 本催眠方面的书，蒙读者厚爱，还算畅销；也帮助过不少有各种心理问题、心理疾病的人们，虽然不敢说救人于水火之中，但助人走出心理困境后的成就感与幸福感真的是享受过多次，那是一种非常愉快的体验。另外，通过书这一载体，与一批从事心理咨询工作的同人结缘，大家相互切磋、共同提高，不亦乐乎？

本次出版"郈启扬催眠疗愈系列"丛书计七种，它们是：

《催眠术治疗手记》（第 2 版）

《催眠术：一种奇妙的心理疗法》（第 3 版）

《爱情催眠术》（第 2 版）

《自我催眠术：健康与自我改善完全指南》（第2版）

《自我催眠术：心理亚健康解决方案》（第2版）

《催眠术教程》（第2版）

《自我催眠：抑郁者自助操作手册》

其中大部分是以前出版过，印刷多次而目前市场脱销的，也有的是新近的研究成果。

估计读者阅读本系列丛书不是仅仅出于理论兴趣，而是面临着这样那样需要解决的问题。别担心，更不用害怕，问题是生活的一部分，企求它不发生是空想；想逃避它则无可能。唯一的选择是让我们一起直面心理问题、心理疾病；让我们一起应对心理问题、心理疾病。好在互联网为我们提供了沟通的便捷，除了阅读本丛书外，我们还可以在我的微信订阅号"抑郁旅行团"里作进一步交流。

感谢社会科学文献出版社社会政法分社的同人为本丛书出版所做出的种种努力。

路正长，心路更长，我愿与大家结伴同行！

是为序。

邰启扬

2017年9月28日

目　录

一　初识催眠（楔子）

　　那是 1987 年的春天，我和班上同学一起到苏州广济医院见习。见习的主要内容之一是向我国著名催眠大师马维祥先生学习催眠术。

　　关于催眠术，之前我们了解得不多，也就一鳞半爪。基本的感觉是将信将疑，更准确地说是信多于疑。这次到苏州，是想来个"眼见为实"。不过，说老实话，我们的期望值并不高。

　　马老师的教学方式颇具"学究气"。他的教学安排是先讲三天的催眠理论、历史，然后再进入操作阶段。第一天大家都耐着性子听，其实心里都想早点看到书上所描述的那些神奇的催眠现象。马老师为人的谦和与平易近人的风格很快就显示出来了。一天接触下来，师生之间的气氛已相当融洽。到了第二天，就有同学向马老师提议，能不能先让我们看看催眠施术，

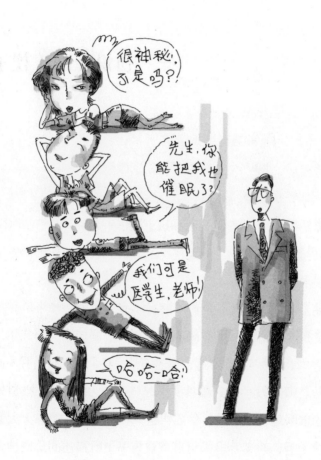

然后再讲理论。这一提议立即得到同学们的一致赞同。马老师也只得从善如流了。

他说："没问题，我们就先看催眠施术吧，正好我有个病人要接受催眠治疗。"

"不！您能不能就让我们同学做被试？"提议者的眼神中有一丝狡黠的目光。同学们也都会心一笑，大家心知肚明。

马老师怎么看不出同学们的心思呢？"好吧，就按你们说的办。谁愿意来当被试呢？"

有同学自告奋勇地站了出来。

我们平生第一次看到的催眠施术就这样开始了。当时，我们无论如何也想不到，这次经历对我们一生的专业方向产生了重大影响。

　　请躺在床上，闭上眼睛，什么也不用想……好的，你做得很好。请全身肌肉放松，再放松一些……你现在感到手臂很重，不想动，一点也不想动，想动也动不了了……很舒服，你现在感到很舒服。好的，现在你的眼皮再放松！再放松一些，你的眼皮也很重了……肯定是这样的，不会错的！你已经不想听外边的声音了，一点也不想听了，听到的也很模糊。只有我的声音你听得很清楚……下面我开始数数，从一数到三，当我数到"三"的时候，你将进入催眠状态，会体验到一种从未有过的舒服的感觉。

　　……

　　好的，一会儿我把你叫醒，醒来以后你将忘记催眠过程中所有的事情，只是感到很舒服地睡了一觉，感到精神很振奋……

　　这位同学醒来以后，大家蜂拥而上，纷纷询问她的感觉到底如何。

　　"的确很舒服，真的。不过我还是能听到外面的声音，也没有忘记催眠过程中发生的事情。"她坦白地说道。

　　失望的情绪笼罩在我们的心头。大家都看着马老师，看他对此作如何解释。当然，对于一位受人尊敬的长者，我们并不想让他难堪。

　　谁知马老师的表情平静得很，似乎一点也不感到意外，更没有对施术过程有半点怀疑之意。他说："这很正常，不是所有的人或者说绝大多数人都能进入催眠状态，更不是第一次接受催眠就能进入比较深的催眠状态。下午我们继续。"他的语气显得很有信心。

　　马老师走后，同学们立即议论开了。怀疑论者占了上风，有人甚至提出下午应该如何"配合"马老师，以让马老师面子过得去。

　　下午的催眠过程进行得异常顺利。随着马老师的暗示指令，那位同学面部表情愈来愈呆滞，直觉告诉我们，她好像是进入催眠状态了。

　　只见马老师的语气愈来愈坚定，断然肯定："你已经进入催眠状态了，现在，我用针扎你的手，而你不会感到有任何痛苦。"说着说着，从口袋里掏出一根针，就往她的手臂扎去。所有在场的人都捏了一把汗，这可是动真格的啦！什么事情都可能"配合"得起来，这种事情想忍也忍不住啊！

可她的手臂竟然没有发生人类最原始、最基本的条件反射——退缩反应！

马老师的暗示指令在继续进行："很好！你现在感觉很舒服，真的很舒服！你正在体验一种从未体验过的愉快的感觉。"

……

"现在你的背部肌肉紧张、再紧张！很好！继续紧张！"

这时，马老师对我们说："帮个忙，拿两张凳子过来。"

我们不解其意，但还是按他说的做了。

他让我们把两张凳子分开放，然后把肌肉紧张后身体已经僵直的那位同学的肩部搁在一张凳子上，腿搁在另一张凳子上，身体的主体悬空。

我们惊呆了！

马老师说："这叫人桥。来，哪位同学站到她的腹部。"

没人敢上。

马老师见状便指着我——一个五大三粗的棒小伙子，"就你来吧！"

我可是真的不敢站，一是这位女同学怎能吃得消？再则，万一摔下来，我不也倒霉了吗？我心里暗自嘀咕着。

在马老师的一再催促之下，我只得鼓起勇气站了上去。

天啦！她毫无不适之感，而且背部肌肉坚硬如铁，但腹部肌肉软绵绵的。

同学们不禁热烈鼓掌。

更为神奇而不可思议的事情还在后面呢！

在催眠施术行将结束的时候，只听马老师发出以下指令：

　　好的！你已经经历了一次愉快的催眠，体验到一种从未有过的舒服的感觉。过一会儿我将把你叫醒，醒来以后，催眠的整个过程你将完全忘记，只是觉得很舒服地睡了一觉。另外，我还有两件事要你做：第一件事是在当天晚上一定要打桥牌，而且在打前三局牌时，无论手中的牌型与点数如何，都必须叫到"满贯"。第二件事是在第二天晚上的联欢会上，一定要上台唱歌，并且要唱我所指定的那一首歌。这两件事情你必须做到，如果不做，你会感到无比的痛苦与焦灼。

稍有桥牌常识的人都非常清楚，打桥牌需遵守严格的规则，要有娴熟的技巧，任何即兴式的胡来就是犯规，同时还会输得一塌糊涂。显然，要求被催眠者所做的第一件事的指令是荒谬而违反常识的。那么，已经转为清醒状态的被催眠者是怎样执行这种指令的呢？

我们耐心地等到晚上，看到了这样一个有趣的景象：精神饱满、神气活现的受术者尽管已经脱离催眠状态，恢复了清醒状态，但到了晚间坐下来打桥牌时，她的面部表情悄悄地发生了变化，似乎又回到催眠状态那样，目光呆滞，神情木然。第一局牌由她首先开叫，她手中的牌数共有12点。以"强二"开叫，对手实施阻击叫。她的合作者牌的点数只有3点，只能"pass"。她一旦开叫后，便一意孤行，坚决要到"满贯"方肯罢休。在第二局、第三局牌中则更为荒唐，手中牌数不到6点，依然牌牌满贯，结果只能以大败而告终。令人叫绝的是，在前三局过后，她就从迷惘状态中解脱出来，不仅面部表情正常如初，而且叫牌、打牌严格遵守规则，思路缜密，攻防有序。

当第一个后催眠暗示准确无误地验证之后，笔者想进一步探究后催眠暗示的力量，于是故意询问这位同学，"马老师要求你明晚上台唱歌，你能不唱吗？"被催眠者哑然一笑，答曰："我的行动受我自身思想、理智的控制，我要不唱当然可以。"谁知，次日的联欢会刚刚开始，这位被催眠者便急不可耐地站起来唱了马老师指定要她唱的那首歌。笔者还欲上前阻止，但她哪里肯听，放开歌喉，唱出了一首动听的歌。

真是太神奇了！当时，马老师在我们同学心目之中，简直疑为天人。

精明的马老师敏锐观察到了这种情绪。他反复强调，"我不是什么天人、超人。我的催眠施术过程中表现出来的这些现象，完全是正常的，符合科学法则的。在接下来的几天里，我会向大家讲授催眠术的机制、规律、适应证以及催眠施术过程中应该注意的若干问题。"

自此，我们走上了研习催眠术、应用催眠术的道路，一晃竟有了二十年的时间……

二　你想成为催眠师吗

凡看到成功催眠表演的人，对催眠师都有一种不可名状的崇敬之情。至于接受过催眠施术的人，更有可能产生移情现象，那种敬仰之心格外难以言表。要之，他们的"共识"是，催眠师非同凡人，他们具有特殊的能力，特殊的魅力，这种能力与魅力可遇不可求，普通人只能望洋兴叹。笔者在进行催眠施术后，常有旁观者提这样的问题："你有气功吗？""你有特异功能吗？"当给他们的回答是"没有"时，往往会发觉对方的眼睛里有怀疑的神色。

事实上，催眠师与普通人相比根本就没有什么区别，只不过是掌握了催眠术这一专门技术而已。之所以能产生种种神奇的现象，治疗好这样、那样的疾病，只是他们有效地、娴熟地运用了心理暗示的手段。这里需要指出的是，受术者认为催眠师非同凡人，对于催眠施术来说，具有正反两方面的影响。从正面来说，由于认为催眠师非同凡人，这就于无意之中加强了催眠师的权威性，使得催眠施术能够更快、更有效地进行。有这样一则实例：有位女士正和她的丈夫在车站餐厅的餐桌上吃饭。这时，丈夫对妻子说："那位正向我们这边走来的人是位催眠大师，他可能要给你做催眠术。"当这位催眠师走到他们餐桌前时，这位夫人已经进入了催眠状态。由此可见，认为催眠师非同凡人，确实起到了帮助催眠施术顺利进行的作用。然而，正如一张纸具有不可分割的正反两面一样，这种认为催眠师非同凡人的想法也会给催眠治疗带来不好的副作用。这种副作用的典型表现是，受术者会过分依赖催眠师，在催眠过程中，他们会有良好的反应。但是，回到现实生活中，每每有无所适从之感，觉得没有催眠师的直接指导，无法适当应付当前的情境。此外，对催眠师的"移情"作用会进一步加深，会不自觉地视催眠师为父亲、母亲或情人，会感到不可一日无催眠师，这给催眠师和受术者都带来极大的烦恼。

　　这里，我们想对催眠师作一番描述，这将有助于人们了解催眠师，更可能对那些想成为催眠师的人有所帮助。

　　作为催眠施术过程中的主体——催眠师，必须具备一定条件。有些催眠术的书上宣称，只要熟读他的一本小册子，任何人都能成为熟练施术的催眠师。我们以为，这种说法是不严肃的。正是由于许多不合格的人滥用催眠术，使得催眠术的声誉

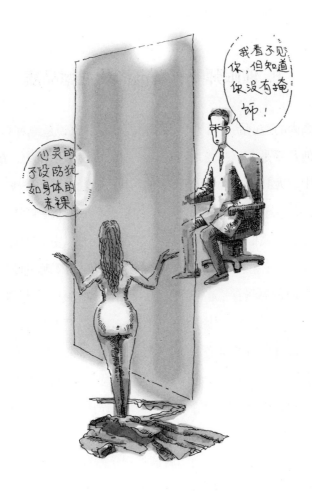

受到不小的影响，使得社会对催眠术产生这样、那样的误解。在我们看来，要想成为一名合格的催眠师，以下条件是必须具备的。

1. 催眠师要具备高尚的道德品质

高尚的道德品质对于一名合格的催眠师来说是绝对必要的。因为他几乎是在剥夺受术者意识状态的情况下工作的。在催眠状态中，尤其是在较深的催眠状态中，受术者犹如牵线木偶或机器人，完全听从催眠师的指令，甚至干一些荒唐的事情也全然不知晓。我们也已经知道，在催眠状态中，受术者的潜意识全面开放，心理防卫机制已不复存在，经由催眠师的暗示，潜藏在心理世界最深层的各种"隐私"会和盘托出、暴露无遗。应当说，对于某些心因性疾病的治疗来说，进入这样的状态和诱导出这种种隐私是必要的。但是，催眠师决不应该利用这一情况来达到自己的某种企图或者将受术者的种种隐私作为茶余饭后的闲话资料而四处传播。从国外的资料上已经发现，不道德的催眠师利用受术者在催眠状态中对一切浑然不觉的情况进行性犯罪的时有发生，利用后催眠暗示唆使受术者犯罪的案例亦不鲜见，这种做法的后果自然不言自明。即使是将受术者的隐私四处传播的情况也将产生恶劣的影响。当受术者知晓这一情况后，有可能终生背上沉重的十字架，而无法解脱，原先的

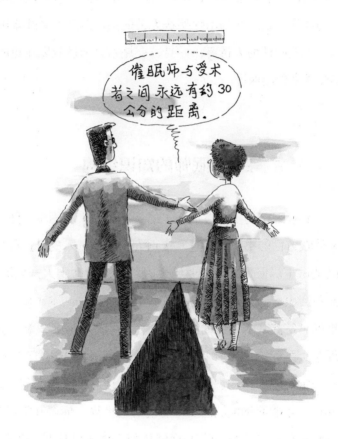

心理疾病不仅不会减轻，反而会加重。此外，催眠师任何不道德的做法还会对催眠术这一学科的发展、普及与应用产生恶劣的负面影响。

所以，在催眠过程中，不应要求受术者做一些与治疗疾病无关的动作，说一些与治疗疾病无关的话。对受术者吐露出的隐私，不能向任何人透露。并且，在施术之前就应以庄重的态度向受术者作出保证。

2. 催眠师的知识结构

一般说来，初步掌握催眠术的技术并不十分困难。熟读一两本催眠方面的书籍，看过几次别人实施催眠术的全过程也就可以试试了。但是，若想要给别人治病，帮助别人开发潜能，而又不会出现这样、那样的副作用，仅仅读一两本小册子，甚至是仅具备催眠术方面的知识是远远不够的，还要具备一定的生理学、医学方面的知识，这样才能对病因、病症有所了解。要有一定的心理学知识，尤其是人格心理学、变态心理学方面的知识，才能准确地洞悉受术者的心理世界，懂得并掌握各种心理疾病的疗法。譬如，心理健康与心理不健康是一连续体，它们之间没有截然的界限，在正常的、心理健康的人身上，也会有一些非正常的、不健康的因素。对此，你如何做出鉴定？这就需要渊博的心理学知识，并要通晓心理测试的方法。否则，很可能会混淆一些心理疾病，把健康者当成不健康者，把不健康者当成健康者。如果是这样的话，仅仅将受术者导入催眠状态，没有多大实际意义。而把一个健康者，仅仅是由于存在一些心理不健康的因素，误以为是心理疾病的患者，将会给当事人带来沉重的心理负担，使得本来是正常的心理状态，演化为这样、那样的心理疾病。所以，美国催眠协会就要求催眠师必须接受过内科学和心理学的正规训练方能获准实施催眠术。

3. 催眠师的服饰与态度

催眠师的服饰与态度是一种重要的暗示源。它对受术者会产生潜移默化的、举足轻重的影响，对催眠施术的成败有着不可低估的作用。

具体说来，催眠师的服饰要整洁、庄重。过于邋遢，会使受术者产生轻视态度，降低催眠师在受术者心目中的威望。另外，催眠师也不必刻意装扮自己，过分的装扮或者服饰奇异，会分散受术者的注意力，还会使受术者形成催眠师华而不实，甚至是油滑的印象。一般说来，整洁挺括的西服，庄重整齐的发型，会使人体验到威严、镇静、有条不紊的感觉，从而形成强大的暗示力量。

与服饰相比，催眠师的态度显得更为重要，由态度所构成的暗示力量更为强大。那种粗暴、冷漠、玩世不恭、唯利是图、高人一等或曲意逢迎的态度会令人感到厌恶，强烈地干扰施术时催眠暗示的顺利进行。一般说来，催眠时在与受术者的接触中，在态度方面要做到以下几点。

态度要和蔼可亲。以一种真诚地帮助受术者解决问题的态度出现，视受术者的疾苦为自身的疾苦，使受术者感受到，催眠师是像解决自身的问题一样帮助自己消病祛灾。这样，就产生了"自己人效应"，引起了心理上的强烈共鸣，施术时的暗示则将畅通无阻，容易产生较好的催眠效果。当然，如前所述，态度和蔼可亲也要有个尺度。过于"和蔼可亲"，则可能失诸卑躬屈膝，结果与初衷正好相反了。

态度要从容不迫。大部分人对催眠术都不甚了解，或多或少地对催眠术有一种疑惑的感觉。倘若催眠师手忙脚乱，神情慌张，就会增添受术者的疑虑。从容不迫可以给受术者带来镇定感，疑虑将一点一点地消失。尤其是在催眠施术进展不顺利的时候，从容不迫的态度就显得更为重要。此时，你的慌乱会对受术者构成消极暗示，会对以后的催眠过程形成障碍，直至会对旁观者产生消极影响。

笔者的一段经历被曲伟杰心理学校曲伟杰先生记录下来了，并见诸网络：

> 如果没有黑龙江青年干部学院和黑龙江大学联办的心理咨询培训班，我可能至今仍然是个津津乐道的心理学或哲学教师。正是那个短训班，成为我人生与事业的拐点。

可乐的是，那个影响我一生的短训班是以老师不成功的催眠表演开始的。

听说扬州大学的邰启扬老师来教催眠术，那天上午听课的人特别多。

邰老师首先问哪位愿意当众被他催眠。一位姓霍的青年男教师自告奋勇。

小霍按邰老师的要求舒适地躺在床上，学员们围坐或围站在四周。

邰老师先是按照从脚到头的顺序逐一叫他把身体各部位的肌肉放松，又从头到脚地放松了一遍。小霍每一步配合得都非常好。当邰老师说"我数到3，你进入催眠状态"时，小霍不但没进入什么催眠，反而咯咯咯地笑了起来，里三层外三层的观摩者也哄然大笑起来。

让我特别佩服的是，邰老师既没表现出惊慌，也没表现出尴尬，而是笑声过后向大家讲解在这种情况下如何选择更适合的被试，然后问大家谁愿意当下一个催眠被试。

这回举手的人明显减少，一位姓张的小学女教师勇敢地报名。邰老师让我先给大家讲心理分析课程，他到另一个房间先在小范围内给张老师做催眠。

我的课程进行了半个多小时，邰老师派人通知我们去观摩。

如果说看小霍被催眠时是百分百地出于好奇，这次则是替邰老师捏了一把汗，来到催眠室，只见小张老师呈沉稳的睡态。

邰老师告诉她肌肉松弛，她的胳膊就软得像只有肌肉没有骨。

邰老师让她收臂握拳，我们任何人都打不开她握紧的拳头和手臂，而她手臂以外的身体却柔软如初。

邰老师用一根针扎她手臂的肌肉，只差没扎出血了，她浑身和脸上却没有丝毫的抽动。

邰老师把她唤醒时，掌声四起！

我要成为催眠师，我暗下决心。

态度要显得真诚。无论是从容不迫还是和蔼可亲，都应当是真诚的，是从内心深处自然流淌出来的，不是故意造作的。这一点非常重要。如果受术者感受到催眠师的亲切、镇静的态度是出于伪装、敷衍，便会对催眠师产生严重的厌恶感，逆反心理便油然而生，任何催眠效果的获得都是不可能的。

4. 未熟练时勿施术于人

催眠术的实施是一项严肃、认真的工作，来不得半点虚假的搪塞。因此，在没有充分的理论知识，没有熟练地掌握这门技术之前，就贸然对他人正式施术，既不可能获得圆满成功，同时也会败坏催眠术的名声。所谓熟练地掌握，是指透彻地理解催眠术的基本原理，对操作的全过程正确把握，对催眠状态的典型特征了然于心，对催眠过程中的突发事件妥善处理，娴熟、准确地运用暗示指导语，真切地洞察受术者的种种反应，并能恰当地控制自己的姿态、神情、语音、语调和节奏。

5. 催眠师要具备高度的自信心

中华民族是一个以谦虚为美德的民族，尤其是知识界人士，总是避免有任何骄傲自满、口出狂言的表现。这当然值得褒奖。不过，在面对催眠受术者的时候，满口谦辞则是一大忌。例如，催眠师对受术者说："我现在对你实施催眠术，能不能成功我也没多大把握，当然我会尽力去做的。"这类看似谦虚的话却构成了消极的暗示，往往导致催眠施术的失败。所以，催眠师要具有高度的自信心，并且这种自信心要能够自然地流露出来。我国著名催眠大师马维祥先生说过这样的话：催眠术的成功，从实质上看，就是催眠师的意志战胜了受术者的意志，进而发生心理上的感应，最终导致催眠师对受术者意志的全面控制。此言一语中的，切中要害。不言而喻，欲战胜他人的意志，自己就必须有高度的自信心。倘若自身犹豫恍惚，信心不足，欲想战胜别人的意志只是一句空话。因此，有经验的催眠师在施术前总是对受术者这么说："我曾经给许多人做过催眠术，他们都很容易地进入了催眠状态，经过测查，你和他们的情况都差不多，所以你也不会例外的。现在我就对你施行催眠术，想你很快就能进入催眠状态。"总之，催眠师所表露出的高度的自信心，本身就是对受术者的一个极有效的暗示。

6. 催眠师的注意力要高度集中

在催眠过程中，不仅要不断地暗示，要求受术者注意力高度集中，同时催眠师的注意力也要高度集中，摒弃一切杂念。以全副精神凝视受术者，观察受术者每一最为细小的表现变化，努力建立起双方的感应关系。从来没有听说过心猿意马、三心二意的催眠师获得成功的。与之相反，愈是声名卓著的催眠师，愈是重视在催眠过程中保持高度集中的注意力。

三 催眠治疗个案（上）

1. 挥之不去的心理阴影

　　由于某种环境因素，或某个事件的刺激，或某种暗示作用，人们往往会背上沉重的十字架，巨大的阴影时时笼罩在他们心理世界的上空，对他们的整个心理状态、精神面貌产生消极的影响。这种情况在生活中是经常可以看到的。如果说这种阴影是在生命的早期形成的，那么它的影响力就更大，影响的时间也更为久远。

　　催眠术在排遣人的心理阴影方面有着非常好的治疗效果。一位治疗学家在其著述中记录了这样一个生动、典型的案例：

　　　　他（指患者）是一位著名的男歌星，他的歌声得到了广大歌迷们的喜爱，因此他也得到了很高的报酬。但是他现在陷入极端恐惧中。他说话的声音沙哑，但是，他的经纪人说他仍然唱得很好，能够参加演唱会。可他认为自己的声音是"令人讨厌"的。他非常担心这种情况，他说这种情况已经持续三年了。这一点引发了我的灵感，而假定他是现在才渐渐恶化的，但是他为什么不早一点去治疗呢？

这位歌星叫查理，是个很优秀的受术者，在催眠中所得到的回答，所获得的信息，显示他在三年前因病必须割除扁桃腺。当时，他很担心手术会影响他的歌喉。但是听说他的医生曾经保证绝对不会有问题的，所以问题必是出在手术时，用麻醉药使他丧失意识时发生的。也许是由于某一句话形成暗示，引起他的声音沙哑。

在催眠状态下，催眠师让他回忆当时的情景。他说他戴上口罩之后，就丧失了意识。他记不起当时发生的事情了。外科医生在结束手术后，对护士说："好！这位歌星这样就结束了。"其实，这句话可能是说手术结束了。但是，查理的潜意识却不这么想，他一直在担心手术影响他的声音。结果医生的话似乎证实了他的想法。"手术必定对我的声音有严重的损害！"他自己这样解释。他的声音就开始沙哑，直到现在。

这次催眠面谈过后，他沙哑的声音就消失了。觉醒以后，他感到很喜悦，安心地回家去。我和他约好必须再做

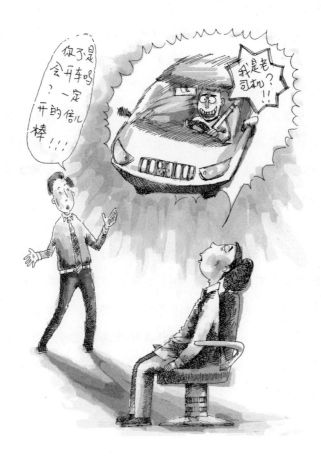

一次详细的检查。一星期之后，他再度来到我的诊所，但是声音又恢复了沙哑。他非常沮丧，看来情绪很低落。

再次发生声音沙哑的理由很轻易就找出来了。因为他在开车到演唱会现场途中，他的妻子对他说："奇怪，你沙哑的声音怎么这么快就好了？"接着她又说："我不相信你沙哑的声音真的好了，一定还会变回以前那样！"事实正是如此，他又变回来了。

显然可以看出，查理是很容易接受暗示的人。当他再次接受治疗后，将近一个月都没有任何音讯。他的经纪人告诉我，几天后查理的声音又沙哑了，所以查理认为接受治疗也没有用。

检讨情况之后，我想他的声音再度沙哑必定有其他的原因。由于他知道症状至少能暂时排除，而且知道这是心理因素所引起的，那么还会复发，可能是有什么动机或需要。因此，他的潜意识不想使症状排除，所以才认为再治疗也没有用。这就是他为什么停止治疗或换治疗医师的原因。他的意识渴望症状能排除，但是无意识却希望能够维持其症状。

后来再经过数次催眠，查理的症状得到了彻底的解决。

我们在工作实践中也曾遇到过一个因心理阴影而导致整个心理世界处于紊乱状态的案例，在接受催眠术治疗以后取得了比较好的效果。

这是一个文化层次很高的职业女性，我们就称她来访者吧。早先与我们的接触是从咨询心理学知识开始的，她没有说明自己有任何问题。然而，凭借我们的职业眼光，在几次接触以后，我们知道，这不是一个单纯的求知者，一定是自己有什么问题需要解决。当然，在这种情况下，我们是不便主动开口的。只能是在交往之中讲述我们的职业规范与职业道德，并暗示她，每个人都有每个人的不幸；每个人在生活的某个阶段都有要解决的心理问题，有些问题我们可以自己解决，有些问题则需要寻求社会帮助。

在顾虑打消之后，终于有一天，她打开了心理世界的闸门，虽然还不是很爽快。

她说："我感到自己很不幸，这些痛苦伴随了我好多年，但是却说不出口。它时时刻刻在困扰着我，我今天鼓起勇气来找您，是想让您帮助我消除心灵的创伤。"

当问及困扰她的问题是什么时，她又显得非常犹豫，只是流眼泪却不说话。

对于她的这种表现，我们一点也不感到奇怪，因为这种表现本身正好说明她的问题之所在以及严重程度。这时，恰如其分地开导与鼓励是关键所在。

经过不懈的努力，终于突破了她的心理防线，压抑在她心头多少年的心理阴影，第一次暴露在阳光之下。

来访者："我恨我父亲，是他害了我，有时我觉得我是世界上最不幸的人！是不是这样，我不敢问别人，又能去问谁呢?

这太让人耻辱了，简直无地自容。"

在催眠师目光的鼓励下，来访者继续她的述说。

来访者："我的初恋姗姗来迟，到了二十三四岁才开始谈恋爱，几次都告吹了。对方总是觉得我性格有些怪异，对恋爱不投入，没有激情，谈恋爱时总是有些心不在焉的样子。其实连我自己都觉得有些不正常，人到了二十多岁一般总是要谈恋爱的，对于这一点我并没有什么疑问，也觉得很正常，但是到了真的谈恋爱的时候，我却觉得男女之间的卿卿我我很恶心。我不愿意男人碰我，而这些在恋爱中应该是很正常的事。所以几次恋爱均以此而告失败。我现在的丈夫是我同一单位的同事，由于工作上的接触，我们渐渐有了更深层次的交往。平心而论，他是真心喜欢我的，我对他的印象也很好，但我希望彼此只是精神上的恋爱，心心相印，能谈一些知心话，有心灵的沟通就行。我们谈了好几年，直到双方家庭一再催促，才迫不得已地结了婚。婚后我对性生活很回避，感到肮脏和恶心，经常以各种理由拒绝。这样做必然影响我们的夫妻关系，所以我很痛苦，每当丈夫要求有性接触时，我的脑海里尽是父亲脱下我的裤子触碰我的下身的景象。到这种时候我的头好像一下子要爆炸了，身体的肌肉变得像铁板一样硬，我抗拒着、躲闪着……丈夫多次问及为什么这样，我又不敢把我的感觉告诉他，我怕他从此看不起我。"

催眠师："你认为，这就是你的全部问题所在吗？"

来访者："另外我还非常害怕如果将来有了女儿，我丈夫会不会也像我父亲当年那样，我连想都不敢想。"

催眠师："你父亲到底对你怎么了？"

来访者："有些事情简直太难以启齿了，我说不出口。"这时来访者的眼睛里涌出泪水。

催眠师："说吧，只有说出来，才能解决问题。"

来访者："我只记得父亲常常要脱我的裤子，我稍有反抗，父亲就劈头盖脸地打，我现在想起来就害怕。我对父亲是既恨又怕。"

催眠师："我明白了，这就是你为什么对正常的性行为感到恶心并拒绝的真实原因，对吗？"

来访者："是的。"

催眠师："我现在想说的是，你肯定知道你父亲的行为属于乱伦行为，是正常的社会道德规范所不齿的，因此你才会有很强的羞辱感，并蒙受巨大的心理阴影。可是你知道吗？这种情况虽不普遍但也不少见。所以，从古至今，蒙受这种羞辱的女性，你既不是第一人，也不会是最后一个人。所以，你不必把自己看成是世界上最不幸的人，最多只能算是不幸的人之一。"

我们发现她的脸色稍为缓和了一些。

催眠师："再说，你是不幸，但这是你的错吗？"

来访者："那肯定不是！"

催眠师："既然不是你的错，为什么你要背上沉重的十字架呢？"

来访者点点头，显然赞同催眠师的说法。

来访者："我也曾这么想过，但这阴影还是挥之不去。"

催眠师："我能理解，这很正常。根据你的情况，我们感到有一种催眠疗法，可能会对你有一定的帮助。"

来访者："催眠术？我没怎么听说过。"

接下来催眠师就催眠疗法的特点、疗效，来访者的配合等方面的情况和要求一一做了介绍。

催眠师："这样，今天你先回去，可以查找一些有关催眠的材料看看，你对催眠术了解得越多，我们之间的配合就越容易，效果也越好。"

● 第一次催眠

来访者："我回去以后根据你的介绍，上网查了有关催眠疗法的资料，我以前从来没有想到催眠居然能够治疗心理疾病，我以为催眠是因为睡不着觉而采用的方法，而且催眠的疗效如此快速、神奇，我愿意接受催眠治疗。"

在暗示性测定之后，确定来访者是能够接受暗示，没有人格偏差，且注意力集中的受术者。

我们让来访者采取站立的姿势，注意力集中看催眠师食指和中指组成的"V"字形，手指呈一定速度前后移动。一边用语言暗示眼睛发花、模糊，慢慢就再也睁不开了……这时身体也会感到疲倦，当暗示到腿再也支撑不了身体的重量时，来访者身体就开始摇晃，似乎站立不稳，这时告诉她身后有沙发，并搀扶她坐下来，选择最舒服的姿势半躺半坐着。

催眠师用语言进一步加深其催眠。让来访者在催眠状态下把自己痛苦的问题再陈述一遍，目的是比较意识状态与无意识状态对其问题的认知、感受等。结果发现来访者的表述是一致的。

这时就其主要的问题——与异性有身体接触会产生强烈反感、恶心进行治疗。要求来访者把最痛苦的一段经历讲出来。

我们采用了年龄倒退法，当年龄倒退到 11 岁那一年的时候，来访者显得异常激动，口中大叫"不要！不要……"并放声痛哭。这就是事件发生的年代，来访者再次亲历那痛苦的时光。

经过几分钟的痛哭之后，在催眠师的言语引导下她开始讲述。那是在她母亲不在的时候，父亲把她抱着坐在自己腿上，用手摸她的下身，并把其裤子也脱了下来，她要挣脱着逃开，但父亲力气太大，她就大哭大叫，为此父亲狠狠地打了她。以后这样的事情又发生过多次，好多年以来她都回避父亲，她感到痛苦，但更多的是感到羞耻。

这时，催眠师一再鼓励她放声大哭，毫无顾忌地大哭。在她哭的时候，反复暗示她这么做很舒服。就这样，哭了说，说了哭，或者边说边哭。因为，第一次催眠主要是宣泄痛苦情绪，把意识层面不敢面对的经历说出来，把内心不敢表达的感受尽情表达出来，从而达到减轻痛苦程度的目的。

这一次催眠的效果还是比较理想的，程度达到了中等。来访者对整个催眠过程的印象似乎知道一些，又似乎不太清楚。但醒来以后的感受是非常良好的。

● **第二次催眠**

在第一次催眠的几天以后，来访者再次如约来到催眠师这里。催眠师还没开口问她，她就主动说起催眠以后的这两天好像感觉轻松得多，感到催眠疗法很好，兴奋之情溢于言表，与催眠师的心理距离也大为缩短。为此，催眠师也对治疗好她的病信心更大了。

接下来，就是施行第二次催眠治疗。

催眠师施行第二次催眠治疗的目标定位为：使其在无意识层面形成对所经历的创伤性事件的正确认知。虽然在第一次催眠前催眠师已经灌输了相关观念，在理性上她也能接受，但在她的无意识层面依然顽强抵抗着。正因为如此，非常有必要使其在无意识层面形成对所经历的创伤性事件的正确认知。而催眠术恰好在这一方面有着独特的优势，它能够直接进入人们的无意识层面。

由于第一次催眠的累加效应，也由于来访者是属于悟性比较高的那一类人，第二次进入催眠过程的时间比第一次大为缩短，只经过简单的暗示，来访者就进入到比较深的催眠状态。

在催眠状态中，催眠师要求来访者再次体验她的痛苦经历。她的倾诉、她的表情告诉我们，虽然痛苦还存在，但程度已经降低了，不过还是反复说恨父亲，同时也怕父亲。这一点我们是能理解的，毕竟这是一个很深的创伤，想毕其功于一役是不可能的。

使其在无意识层面形成对所经历的创伤性事件的正确认知

的过程是这样的。

首先，催眠师告诉来访者，人的心理状态有正常和异常之分，你父亲的举动是一种变态行为。对于这种变态行为，人们通常是从道德角度去考量，其实，有相当一部分人的问题是出在心理上，是一种可能连他自己都无法控制的心理痼结。一方面，我们是痛恨他，一方面也要理解他。当然，这种事情发生在别人身上也许还能够理解，但发生在自己身上其痛苦自然难以承受，但是这毕竟是过去的事情了，没有必要老是像石头一样压在自己的心里，你可以开始新的人生历程。

其次，暗示来访者这些痛苦的经历已经慢慢淡化，心理阴影已渐行渐远，对你已经没什么影响了。

再次，让其在催眠中想象她父亲来看望她了。说到这里，来访者的身体肌肉又紧张起来了，神情也凝重了。催眠师这时令其放松，全身心的放松……并体验放松后舒服的感觉……

最后，催眠师要来访者与她的父亲对话，对话显然有些不自然，催眠师再作言语暗示，告诉她父亲已经在忏悔，不会再犯了，父亲很慈祥……此外，与丈夫的性生活非常正常，也会很愉快……至于担心自己有女儿后，丈夫会不会出现自己父亲那样的行为，这种担心完全是多余的。世界上正常的人一定比不正常的人要多。否则不正常的行为就是正常的行为了。

这一完整的形成正确认知的程序果然收到了良好的效果。来访者在无意识中认同了这一观念。解除心理阴影的关键一步就这样实现了。

第二次催眠程度达到深度，来访者被唤醒之后对催眠的过程完全没有记忆，这也就告诉我们，需要她形成的观念，已经深植到她的潜意识中去了，这是非常令人欣喜的。

● **第三次催眠**

第二次催眠治疗的一周以后，来访者再次来到我们这里接受第三次催眠。来访者说这一段时间里父亲出差来看望过她一次，她感到父亲不像以前那样可恶了，还陪父亲出去吃了饭。她说事实上父亲也是有文化的人，可能在年轻的时候曾经有过变态心理伤害过自己，但自己现在已经结婚，再则自己长大以后也没有再发生这种事情。

虽然情况发生了根本性的好转，但就此打住是不行的。进行第三次催眠是非常必要的。第三次催眠的目的主要是重塑今后良好的心态。

在进入催眠状态后，催眠师继续通过言语与其无意识沟通。

催眠师："你现在的心态已经很平静了，多年的心理阴影已经消失，一定是这样的，对吗？"

来访者："是的！"

催眠师："现在你想象一下，如果与丈夫一起出去旅游，你最想到什么地方？"

来访者："海边。"

催眠师："好的，你再想象一下与你的丈夫在海边玩耍的快乐情景。"

来访者脸上挂着微笑，一副幸福而自得的神态。

催眠师："现在与丈夫接触，包括身体接触有不自然的感觉吗？"

来访者："怎么可能呢？我现在与丈夫在一起的感觉非常美妙。"

请注意，来访者用了"美妙"这个词语。

● **第四次催眠**

第四次催眠也是本个案的最后一次催眠，目的在于进一步巩固催眠的效果。整个过程简单而顺利，故不赘述。

● **再度来访**

这一次来访是事先没有预约的来访。来访者告诉催眠师自从上次催眠以后一直感觉很好，情绪很愉快。有点难为情地说和丈夫在一起时简直比新婚的感觉还要甜蜜，本来厌恶的性生活，现在已成为一种生活享受。她说了很多发自内心的感激话，并要作催眠师的女儿……我们知道，这是由于催眠产生了移情，因感激而产生的移情。对于这种移情，我们是要防止的。因为医患关系不应转化为其他关系。再则，产生移情对于来访者日后的正常生活，独立面对人生中的问题，尤其是挫折是很不利的。

● **催眠师的体会**

这是一例童年时的创伤所造成的心理阴影而对成年期生活造成负面影响的事。对于这样的事件，单纯从意识层面疏导难度相当大。这是因为在意识层面来访者不愿提及，但作为一种隐痛无时无刻不在折磨着她，甚至严重地影响了婚姻生活。这种情况，应该说对于能够接受催眠的对象，催眠疗法无疑是非常合适的。

对于这一个案的治疗，因为来访者的记忆十分清晰，单纯清除在无意识领域内的记忆是不可能的，只有在无意识层面对这一事件，以及父亲为什么会产生如此行为作出合理的解释，才能通过无意识作用于意识，最终使来访者能够领悟，创伤的程度才能降低。

催眠仅仅是通往无意识的载体，犹如摆渡用的船，其目的是与无意识的沟通。而无意识层面有着对意识层面的巨大作用，这正是催眠疗法能起作用的机制。

从以上个案中我们至少可以得到以下几点启示。

其一，心理阴影是经由主体状态折射的环境刺激所引起。

其二，这种环境刺激是经由非理性的暗示通道进入主体深处心理世界的。

其三，以暗示为基本机理的催眠疗法对心理阴影的消除确有很大帮助。

基于上述认识，以催眠疗法解除心理阴影的具体程序是这样的。

首先将受术者导入催眠状态，然后用时空倒退法令其回忆，描述产生心理阴影的事件，使"真相"大白。接着，催眠师对这些事件进行解释、说明。还可能运用另外一种方式，即让受术者再度体验、经历当时的事件，在催眠师的暗示诱导下，使受术者产生与以前不同的、恰当的反应。通过这种"实践"的方法（尽管是用催眠状态下进行想象的方式进行的）来驱散心理上的阴影。

另外一种情况，有时，催眠师运用种种手段，也不能使受术者回忆起或描绘出产生心理阴影的刺激。这可能是由于个体差异的缘故，也可能是产生心理阴影的不是某一特定的事件，而是整个生活环境背景的长期压抑所致。对于这种情况，有些治疗学家采用的方法是编造一个合情合理的、与受术者的生活经历有关的故事，把这故事告诉受术者，说这就是你亲身经历的、导致心理阴影产生的、已经遗忘了的早期经验。然后，治疗学家再对这故事中的事件进行分析、解释，对受术者进行指导。一般说来，只要受术者能"确认"该故事为亲身经历和导致心理阴影产生的根源，这种方法也能收到良好的效果。不过这种方法的使用应当慎重，如果受术者的潜意识察觉到催眠师有"欺骗"行为，便会对催眠师的催眠暗示全面抵抗，治疗获得成功的可能性就会小得多。

2. 重重伪装的心理痼结

工作实践告诉我们，有时，来访者要求我们帮他（或她）解决的问题，并不一定是他们真正的问题所在。也就是说，他们所描述的仅仅是表露在外的现象，而不是问题的本质。如果我们找不到问题的本质，不能解决这本质的问题，现象不会消失，问题更不能得到根本性的解决。心理咨询与治疗工作，最大的难点往往就在这里。

我们不能把它理解成是来访者有意欺骗你，事实上，他（或她）本人也是受骗者之一。所以，作为合格的心理咨询与治疗者，就得善于透过现象看本质，去挖掘那深层次的、本质的根源性问题，唯有如此，你的工作才可能是富于成效的。

请看以下案例。

来访者主诉："我不久就要参加一次重要的考试，这次考试对我很关键，我对它非常重视，对于我来说，这次考试只能成功不能失败。可是我的复习效果却很差，白天没精打采，夜间彻夜难眠，记忆力减退，面对考试表现出焦虑和恐惧。已经连续数日难以入睡。因为失眠，严重地影响了听课和复习的质量。自己也做过一些调节，也服用过安眠药，但是效果甚微，我陷入了极度焦虑之中，不知道怎么办？请一定要帮帮我！"

就他所反映的情况来看，这是一个比较典型的考前焦虑症状。在我们对学生的心理咨询工作中，见得太多了。一般说来，这也不需要什么特殊的治疗，只需告知一些考前调节自身心理状态的措施，比如：

增强自信；

降低期望水平；

保持中度强度的动机；

适当参加一些体育活动；

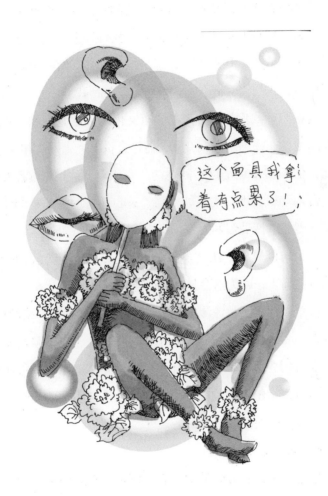

掌握复习的技巧；

……

可来访者却说："老师，针对我的问题，我也查找了一些心理学资料，你说的这些方法与措施，我都知道，也试过，可就是没有半点效果。我听人说，您是位催眠师，解除了好多人的心理疾患，我想接受催眠术，您一定要帮帮我。"

他说的话我们相信，大部分有文化的人遇到问题，特别是心理问题，往往不是先找专家，而是去看书、上网查相关资料。因此，他们常常也是这一问题的"专家"。鉴于来访者人格健全，咨询动机合理，沟通能力强，对心理咨询师非常信任，自己又强烈要求接受催眠治疗，我们就同意了他的要求。

由于时间紧迫，决定施行催眠疗法，来访者显得很兴奋。我们也很高兴，因为这会是一个很配合的受术者。

尽管如此，暗示性测定还是有必要的。催眠师拿来两杯水，告诉来访者一个杯子里是白开水，另一个杯子里是淡盐水，请他仔细辨别。事实上，这两杯水都是白开水。来访者很快就作出了判断，指出其中的一杯是淡盐水，这说明他的受暗示性比较强，可以接受催眠治疗。

● **第一次催眠**

把这位来访者导入催眠状态，倒是没有遇到多少困难。在采用躯体放松法与言语催眠法相结合的方法之后来访者渐渐进入了催眠状态，尽管此时催眠的程度并不深。

催眠师："好的，现在你可以谈谈你的问题了。"

令催眠师感到出乎意料的有两件事：一是来访者迫不及待地对自己的情况进行陈述。这种情况不多见，大部分受术者都要在反复暗示与鼓励之下才会说出自己深层次的问题。二是在催眠状态中来访者此时感到担忧的问题不是失眠，也不是自己的考试。

我们隐约感到，来访者在意识层面的问题只是一个伪装的现象。

催眠师："那你现在最担心的是什么问题呢？"

来访者："我最担心的是一双儿女的前途，我为自己一双儿女的未来而焦虑，我希望儿子将来能上××大学，但怕他考不上而烦恼。我现在所做的一些都是为了他们，但是儿子的成绩不是太优秀……"

只见他唉声叹气，表现得极度焦虑。

这时，催眠师已经对他所面临的问题有了初步的判断。他担心自己考试的问题是现象，担心自己的孩子能不能考上名牌大学是根源，是一种以替代的方式来表现内心的真实状态。看来，重点要放在他的子女成才的引导上。

于是，催眠师决定加深催眠深度，对他无意识中的观念进行干预。

催眠师发出一系列指令令其放松……再放松……深呼吸……借此把他导入更深一些的催眠状态。

在更深一些的催眠状态中，催眠师进行了一番关于儿女前途的正确引导，但是来访者始终不肯放弃自己的观念，强调现代社会只有上好大学才能有出息，并提到自己当年也非常想上××大学……

这次催眠有效果，但不算很成功。效果表现在考试焦虑症状有所缓解，让他在催眠过程中好好地睡一觉。催眠的过程经历了半个多小时，但暗示他睡觉的时间是三个小时。醒来以后，他反映心理紧张程度降低了，告诉催眠师自己睡了三个小时，并提出做催眠很舒服、很放松，希望再做几次。不算成功的地方是他的无意识并没有接受催眠师的观念，一言以蔽之，来访者得到了暂时的放松，但他的问题没有得到真正的解决。

施术以后，我们进行了反思。

很快，有两个疑点暴露出来了。

其一，用自己的考试焦虑来替代对儿女前程的担忧，这本身不具有合理性。因为父母可以光明正大地担忧子女的前程，没有必要躲躲闪闪。通常情况下，被伪装的应该是那些不为社会道德行为规范所接受的东西。而这里，根本不存在这种情况。

其二，来访者提到希望自己儿子能上××大学，自己也曾想上××大学。他为什么不是要求儿子上名牌大学，而非得是这一所特定的大学呢？难道这里面有什么情结吗？这会是一个可能的突破口吗？至少说，这是一条可能的路径。

所有这些，将要在第二次催眠中找到答案。

● **第二次催眠**

来访者按照预约前来进行第二次催眠。第二次催眠进入的时间更短，程度也达到了深度。

催眠师："问你一个问题，你为什么就是希望你的儿子考上××大学？这有什么特别的原因吗？请回答我的问题。"

更为意想不到的事情发生了。

来访者并没有回答催眠师的问题，而是把问题转向其小姨子（妻子的妹妹）身上，说这才是困扰他最大的问题。

听起来，这似乎不合逻辑，与他现在要解决的问题风马牛不相及。这里我们要说句题外话，如果你进入到一个人的无意识层面，他所表露出的任何内容都是有意义的。所以，催眠师没有打断他的话题，而是鼓励他往下说。

谈到他的小姨子时，来访者陷入了困惑、自卑、痛苦、自责等复杂的情绪困扰之中而不能自拔……

来访者是这样讲述自己的往事的："多年来我与小姨子的关系很好，我很喜欢见到小姨子，并乐意给她花钱消费，陪她下馆子吃西餐，逛商场购物甚至买一些女性卫生用品……"

随后来访者便哭泣起来，说的话也有点断断续续。

"我也感到不值得这样做，在小姨子身上挥霍了大笔钱财……为了挣这些钱，影响了自己的政治前途，差点断送了自己的前程，甚至引起了妻子的猜疑……我也后悔、怨恨，对自己的所作所为感到不可思议……除了获得小姨子的微笑证明自己的'成功'外，别无其他欲求，甚至连非分之想也不存在，我从来没有碰过她一次手，但是就是想买东西给她，好像不买不舒服似的，而买了以后又后悔。"

为了追寻深层次原因，催眠师在催眠状态下请来访者谈谈与小姨子相识的情境。

来访者："这是与我爱人结婚之后不久，有一次出差去爱人老家所在的城市，妻子让我去探望在纺织厂工作的小姨子，当时她正在上班，因此穿着工作服就到厂门口来见我。这是我第一次见到她，不知怎么就有似曾相识的感觉。"

催眠师："请谈谈似曾相识是什么意思，和谁似曾相识？"

来访者沉默一会儿解释道："第一次见到小姨子时，她工作服上、帽子上都沾上了棉花絮，甚至鼻孔里也沾了棉花絮。而这使我猛然联想到初中时与女同桌发生的事情。"

催眠师接着问："那是怎么回事？"

来访者："初中时，同桌是位女同学，眼睛长得很迷人，我有点喜欢她。她成绩很好，我的成绩不如她，只是英语可以和她比一比，她平时对我爱理不理的，其实打心眼里就瞧不起我。有一次我的英语考试得了满分，很高兴，她没有考到满分，但后来听同学说她在背后大肆宣扬我尿床的毛病。她与我外婆同村（我当时寄住外婆家读书），她知道我有尿床的毛病，给同学讲了，使我很丢面子，男儿的自尊心受到了严重的伤害。她有课间趴在桌子上睡觉的习惯，为了报复，有一次我就恶作剧地用毛笔在她脸上画了两个圈。她醒后尽管把墨汁洗了洗，但还是在脸上留下了痕迹，引起了大家的哄笑。她狠狠地骂了我，并很快调换了座位。对此我很失落，同时下了决心，要通过优异的学习成绩，来引起她的注意。从此，我发誓努力学习，一定要考上××大学，让她知道我是有出息的，挽回失去的面子和男子汉的自尊。进入高中后，尽管再也见不到女同桌，但挽回面子和自尊的愿望有增无减，在开学后不久我就在桌上刻下'××大学'四个字。这种理想成为后来制订孩子奋斗目标的依据，所以我要儿子一定要考上××大学。高考我没能如愿，只考上大专，从此心灰意冷，想通过挣钱来证明自己的实力，继续捍卫男子汉的面子和自尊。"

终于，我们找到了他真正的问题所在。少年时代对同桌女同学的暗恋、自卑才是其关键的心理情结。至于考试焦虑、对子女前程的担忧，甚至对小姨子过分的关心，所有这一切，不过是一层一层的伪装而已。

催眠师："好的，经过我们的共同努力，我们已经找到了困扰你长达二十五年的心理情结。在你的少年时代，情窦初开之时，你朦朦胧胧地爱上了你的同桌女同学，可是没有得到相应的情感回报。其实这也很正常，也许是你的女同学性意识还没有觉醒；也许她喜欢的不是你这种类型的人。而当时缺乏理性的你，因为爱，因为自己的自尊，也因为报复心在作祟，作出了一个极端行为——用毛笔在女同学脸上画圈。结果导致被女同学大骂一顿，从此分座。到上高中后，又不在一起了。但这毕竟是你的初恋，又是这样一个结局，所以形成了一个心理情结。你的小姨子与你的女同学本来毫不相干，在初中时用毛笔在女同学脸上画圈而形成的情结已进入到了无意识层面，因为这是和你的创伤联系在一起的，而后来又投射到你小姨子鼻孔里的棉花絮，以此为移情的关联，产生无端的联系，即条件反射，从此把你小姨子作为你显示成功的对象，尽管淡忘了从前的同学，但小姨子替代了初中时的女同桌。你拼命在小姨子身上花钱，就是想证明自己的成功。当这种证明自己是成功者的方式又为社会所不认可的时候，又再以关心子女前程、自己的考试来伪装。说到底，你的问题的关键还是少年的情结——想通过自己的成功得到同桌女同学的芳心。由于这一情结深藏于潜意识中，你自己不能觉察。"

来访者："我的心情豁然开朗，恍然大悟，有一种如释重负的感觉，回去后我要好好同妻子谈谈，重新开始我们的新生活。"

催眠师："现在你已明白事情的真相。我还要说的是：对过去的所作所为，不要过分地内疚、自责。你再见到小姨子也以平常心去正确对待，也不要一味回避。从此，你的心灵获得了自由，不再忍受内心矛盾冲突和困扰了！"

在催眠状态下，来访者流露出想挣一笔钱作为对妻儿的补偿，为了挣钱产生铤而走险的念头。

催眠师严肃认真地告诫来访者："你的妻儿最需要的不是钱财，更期盼的是你有一颗纯朴安宁的心，是家庭的和睦、幸福和美满。"

来访者："我懂了，我会珍惜这来之不易的安宁和幸福！"

至此整个催眠治疗结束。

当来访者被唤醒以后陈述道：有一种如释重负的轻松，但对催眠过程不能回忆。这是我们最希望看到的结果。

● **催眠师的体会**

首先，无端联系进而形成条件反射是本案例的症结所在。来访者在青春期对异性情窦初开时，遭到冷遇，并被公开隐私，使其感到很丢面子，自尊心受到严重伤害，成为深深埋在心底的精神创伤，埋下了情感困惑的种子。

其次，由于早年的精神创伤，来访者感到丢了面子，自尊心受到伤害，而本能地产生一种强烈的显示成功的欲望，并成为终身奋斗目标。如想上××大学及理想破灭后的拼命挣钱、疯狂消费都是在挽回失去的面子和男人的自尊。

最后，来访者初中时代用毛笔在女同学脸上画圈，通过投射与后来第一次见到小姨子鼻孔里的棉絮的"似曾相识"，从而将对女同学的情感转移到小姨子身上，继而引发了来访者为之拼命挣钱、疯狂消费以期证明自己成功，挽回面子和自尊的异常行为。由于精神创伤历时二十五年，已埋藏得很深很深，求助者已完全遗忘了，而且通过各种形式泛化到生活的其他方面，如希望儿子能上××大学。求助者根本就意识不到，找不到心理障碍的根源，处于无助和痛苦之中。

本例如果通过一般心理咨询方法难以找出深藏在潜意识中的情结，也是意识层面不易解决的心理障碍，经过催眠治疗，帮助来访者，由表及里，由浅入深，像剥去竹笋一样，剥去层层表象，揭开了深深隐藏于潜意识中的情结，并使之意识化，使求助者领悟心理障碍的症结，从而使压抑在内心很久的复杂、痛苦的情绪得到宣泄，收到良好的心理治疗效果。

3. 怎样才能淡忘她

说到遗忘，人们通常立即联想到的是与遗忘作斗争。我们对过目不忘的人是多么景仰！接踵而来的想法是，要是我们能成为这样的人，那该多好啊！

这种想法只对了一半。

如果你想你的生活更美好，你需要有良好的记忆！你也需要有适时适度的遗忘！

人类有一种心理功能叫动机性遗忘。动机性遗忘是由心理学大师弗洛伊德率先提出的。它是指为避免不愉快的情绪或内心冲突而主动遗忘某些事件或人物的现象。这种遗忘常由一定的有意识或无意识的动机所致，是个体心理自我保护的一种手段。被遗忘的事物往往是与社会道德观念相冲突，或是可能唤起个体的某种创伤性体验。

根据弗洛伊德的说法，动机性遗忘并不意味着有关经验已从记忆贮存中消失，这类经验可能在梦境中，或通过某些过失行为隐晦地表现出来。

尽管如此，大部分心理学家还是认为，主动把一些不愉快的事忘记掉，对于保持良好的心境，对于维系心理健康，不失为一种良好的选择。

有些心理问题，可能就是出自那不能忘却而又不堪回首的过去！

我们就曾遇到这样的来访者，后来借助催眠治疗的方式才帮助他解决了问题。

一天，我们接到一位来访者的电话。听声音是个二十多岁的小伙子，语气很急切，说自己遇到了难题，也找了社会上的一些心理咨询机构，但是感到作用不大，急需得到帮助，如果得不到帮助马上就要崩溃。

对于这样的来访者，咨询人员要做的第一件事是要稳定住他的情绪，避免一些极端事件的发生。人虽然具有理性，但因一念之差而铸成大错的案例也为数不少。

催眠师："你现在能告诉我大概是发生了什么事吗？"

来访者："我失恋了！女友与我相恋了四年，我为她付出了很多很多，有经济上的，但更多的是情感上的，我们双方的家长也都认可，她经常到我们家去，我父母也很喜欢她，我现在已经买了房子，准备下半年结婚。但是她最近提出与我分手，也没有太多的理由，只说是性格合不来，并已经和另外一个异性在谈恋爱了。我用尽了所有的方法，软硬兼施，甚至以死相威胁，她都无动于衷。任何理智上的道理我都明白，但是我怎么也忘不了她，眼前全是她的影子，上班工作时频繁出现差错，已经受到领导批评了，无心吃饭，夜里失眠，我不知道怎么办。我也去找过别的心理医生，他们开导我让我告别过去，说男子汉大丈夫要拿得起放得下，天涯何处无芳草……这些道理我都懂，但是我战胜不了自己，太痛苦了。"

催眠师："原来是这样！我能理解你此时此刻的心情。不过，你肯定不是世界上第一个失恋的人，也不会是最后一个失恋的人。所以，你的问题既不新鲜，也不特殊。解决的办法肯定会有，我们可以共同去寻找。如果你现在就崩溃了，那就是你的错。"

来访者对催眠师的这番话表示认可，并要求约个时间与催眠师面谈。

第二天，来访者如约前来。可以观察到的是来访者步履艰难，神情疲惫，讲话有气无力，不像一个二十多岁的青年，活像久病卧床的老人，坐下来后并不主动开口说话。

问了问他的基本情况，倒是有着不错的学历与令人羡慕的职业。

催眠师："我们先聊聊吧！"

来访者又把他目前的境遇描述了一遍。

催眠师："好的，我是否可以这么理解：你目前的状态不佳，而形成这种不佳状态的最直接、最重要的原因是女朋友和你分手。如果你的女友现在没有与你分手，你不会是现在这种状态。关于这一点是没有异议的，对吗？"

来访者："是的。"

催眠师："你有没有考虑过，或者尝试过采取什么行动使之破镜重圆？"

来访者："我已经用尽了我能想到的所有办法，朋友们也帮助出了很多主意，但都是无果而终。"

催眠师："看来我们得接受一个事实，那就是挽回这段感情的可能性已经不存在了。"

来访者："这一点我知道，我现在也能接受了。我今天来求助的目的是怎样才能使我放下她，不至于像现在这样痛苦。"

催眠师："很好！我们已经把问题界定清楚了，那就是如何忘记痛苦的过去，面对新的生活。我说得对吗？"

来访者："你说得完全对。其他心理咨询师也和我谈到这些，这些道理我都懂，事实上这些道理也不复杂，但我在心里还是挥之不去。我觉得，这就是我目前心情郁闷、状态奇差的原因所在。"

催眠师："谢谢你的表述，看得出来，你的悟性很高，思路也清晰。你是一个很好的合作者。你应该听说过弗洛伊德这个人吧？"

来访者："听说过，他是一位伟大的心理学家。"

催眠师："弗洛伊德把人的意识分为意识与无意识两个层面，无意识层面的东西，我们虽然意识不到它的存在，但它对人的观念、行为有着巨大的影响。我认为，你目前的问题是：在意识层面，你对应该怎么做有清晰的认识，但你对这女孩爱得太深，直至在无意识中已形成一种情结。在这种情况下，如果总是在意识层面寻求解决方案，通常是劳而无功的。我们需要与你的无意识有一次对话。"

来访者："原来是这样！"

催眠师："听说过一种催眠疗法吗？也许它对你就比较

适用。"

来访者："听过这个方法，但不知道是怎么回事。"

催眠师："好的，你的文化层次很高，今天我给你一本《催眠术》，你看后如觉得可行，我就来给你做催眠治疗。"

两天以后，来访者再度来到我们这里，表示愿意接受并配合催眠治疗。

● **第一次催眠**

在进行了暗示性检测之后，发现来访者有较好的受暗示性，随后开始正式催眠。

来访者在言语引导 20 分钟左右的时间里即进入浅催眠状态。首先要求来访者感受放松状态，引导语是：

你现在无忧无虑地躺在一块绿色的大草坪上，沐浴着和煦的阳光，不时有阵阵清风吹来，你感到惬意极了……你可以选择最舒服的姿势躺着，你不需要有任何担心，这里没有人来打扰，愿意睡多久就可以睡多久。

这时来访者发出了轻微的鼾声，并翻了一个身。在来访者休息了 10 多分钟后，催眠师开始与他对话。

催眠师："你已经很舒服地睡了两个小时，你感到愉快极了，放松极了，现在头脑也感到清醒，我们讨论一下关于你的失恋情况如何？"

来访者沉默了几分钟："她再也不属于我了。"说着说着泪水就涌了出来，他用双手把自己的脸蒙上，哭得非常伤心。

催眠师："你感到痛苦、委屈。这很正常，任何人遇到这样的事都会很难受的。不需要压抑，可以尽情地哭，没有人会笑话你的。"其间不时递上面巾纸，不断鼓励他宣泄。

几分钟后，来访者停止哭泣："我现在觉得轻松多了，不知有多长时间没有痛痛快快地哭过了，没有想到哭也有用。"

催眠师："现在你心情放松了，我们重新审视和评价一下你和女友的这段感情如何？在你们相恋的四年里，感情一直发展得很正常吗？"

虽然我们的工作目的是要他忘记过去，但前提条件还是要先让他对过去有个正确的、客观的认识。

来访者："我们是大学不同专业的同学，偶然相遇、相识、相恋。在这个过程中，我们的矛盾、性格差异经常表现出来，但我仍对她情有独钟，每当产生矛盾的时候都是我退让，委曲求全，就这样在坎坷中度过了四年多时间。"

催眠师："能不能谈谈经常发生的矛盾和冲突都是为了什么呢？有共同性吗？"

来访者："我的前女友（这是他第一次用了这样的称呼）长得很漂亮，是那种一见到会使人眼睛一亮的女孩子。我能得到她的芳心就属不易，所以经常战战兢兢地怕失去她。除了对她美貌的痴迷，再有就是出于男孩子的虚荣心。所以，我对她的缺点总是一再包容。她这个人对物质生活的要求极高，衣服很少能够穿过两季的，买衣服的档次又高，消费水平远远超出了她的经济承受力。我是家里的独生子，父亲是教师，母亲在家务农，粮食和蔬菜自己家里的完全够了。父亲的工资几乎都给了我，而我又几乎都用在了她的身上。满足她下馆子、吃洋快餐的需要，加上买衣服，而我只能自己一再节省，有时候免不了还要向父母伸手要钱，我真的不忍心啊……"

说到这里，他的泪水又一次涌了出来。

来访者："其实我并不是不了解她的缺点，只是不想分手，想以后慢慢总会好的，就这样一次又一次地原谅她。"

催眠师："你感到她的缺点是一种什么性质的问题？"

来访者："这些问题大概涉及性格和价值观吧。参加工作后我和父母就开始筹备结婚的事，先是贷款买了房子，现在我每个月百分之八十的工资要用于还贷款，所以不能像以前那样无休止地满足她的欲望了，她就经常无理取闹发脾气，扬言要分手。一个多月前我发现她和现在的男友关系已经不一般了，但她还时不时地要我为她买这买那。我一方面气愤，另一方面在情感上又难以割舍，所以非常痛苦。其实我知道她的行为反映了她的性格，并不是能轻易改变的，我也无力改变这一切，她是不适合我的。"

催眠师："事实上你已经发现了你的前女友有许多缺点，有诸多不合适你之处了。"

来访者："是这样的。"

催眠师："不可否认，相貌、体态对爱情确有意义，尤其是对青春期的人们来说更是如此。但更重要的是价值观的一致、性格的相容。有些缺点可以容忍，但是有些缺点是无法容忍的。特别是她和现在的男友关系已经不一般了，还时不时地要你为她买这买那，这大概已经涉及道德问题了。这样的人是不是还值得你为她终日魂不守舍，我相信你是有判断力的。今天我们通过催眠疗法让你做了极其有益的放松，同时你也对前女友有了一些理智的看法，当把你唤醒之后，你会感到如释重负，肯定是这样的，不会错的。"

唤醒来访者之后，我们又进行了交谈。

来访者："催眠的过程我都知道，就是感到要睡觉。但是还是感觉轻松了不少，真的很舒服。"

催眠师："有几种不同程度的催眠状态，你今天属于浅催眠状态。正如你在《催眠术》上看到的那样，不是所有人都能进入很深的催眠状态；也不是所有的心理问题的解决都要进入很深的催眠状态。像你这种情况不需要那么深的催眠状态。"

来访者："老师，非常感谢！"

然后，我们又约定三天以后再次催眠，同时催眠师也要求来访者作意识层面的思考，即怎样看待失恋的问题。

● **第二次催眠**

从来访者的精神状态看，已经有了一些改观，衣着也整洁多了，说话声音也洪亮了。催眠师感到很欣慰。

来访者："我回去以后感到心情好多了，对和前女友的关系也比较能够想得通了，所谓顺其自然，强扭的瓜不甜，但总的来说，对她还是留恋的。我愿意继续进行催眠治疗。"

催眠师给第二次催眠施术设定的目标是：除了继续让他身心放松外，还要帮他建立一个观念，那就是恋爱的成败是人世间最正常的现象之一。这对他将来的生活至关重要。

第二次催眠进入的时间仍然很短，根据治疗的需要，到浅催眠状态就足够了。

最先做的事情还是放松，放松之后即以想象法开阔其心胸，让来访者感到非常舒服。万事俱备之后，建立新观念的工作就展开了。

催眠师："几天前我们进行了催眠治疗，由于和无意识层面进行了沟通，因此产生了良好的效果，今天还是就你和前女友的关系来做些交流，愿意吗？"

来访者："非常愿意！"

催眠师："关于与女朋友分手这件事，其实你自己是能够想得通的，只不过人有的时候在意识层面，在某种情感的支配下，理智难以发挥作用而已。"

来访者："这一点我很有体会。我的父母和朋友一再劝我，感情是勉强不得的，再说她身上的一些缺点也不是小问题，但是我就是听不进去，我的脑海里面只有她的形象，对于别人的意见我总是全部否定，总是想着一个同样的问题：我不能让他人把她抢去，要不我太窝囊了，我为她付出太多了，不能就此罢手。现在我冷静多了，我不会再勉强她，尤其她的有些缺点我最终是不能容忍的，这样结束未必不是一件好事。"

根据我们的判断，他是若有所悟，但还没有从根本上解决问题，需要进一步挖掘其无意识中的症结，并强化正确的恋爱观。

催眠师："还有两个情况我觉得需要与你讨论。第一，你想得到她的更深层次的理由还不是因为她长得漂亮，可以满足你的虚荣心。你觉得带上一个漂亮女朋友出去有面子，甚至有成就感，你不这么认为吗？"

我们观察到来访者脸部肌肉出现一阵震颤。那是心灵深处受到撞击后的外部行为表现。

来访者："虚荣心？虚荣心……是的，我是有虚荣心……对！我是让虚荣心给害的……"

催眠师："人有点虚荣心是正常的，但付出的代价不能太大，太大就不值了吧！你是不是感到付出的代价——物质上的、精神上的代价——太大了？"

"代价太大啦！"来访者一声叹息。

催眠师："虚荣心太强，你就是为别人而活着，那不太累了吗？所以，别太怨恨那个女孩，真正害你的不是那个女孩，而是你那过分强烈的虚荣心。如果你不摆脱来自内心深处的虚荣心困扰，今后类似的事情还有可能发生，尽管你我都不希望它发生。但这是事实！"

来访者："我明白了。"

催眠师："我想说的第二个问题是，如果你现在只是看到你前女友的种种不是而认为分手未必不是一件好事，这可能有助于你暂时获得心理平衡，但客观地说，这是'酸葡萄机制'在起作用。你听说过'酸葡萄机制'和'甜柠檬机制'吗？"

来访者："没有。"

催眠师："这是源于《伊索寓言》的故事。说有只狐狸在路边看到一串串鲜翠欲滴的葡萄，心里实在想吃，但连续几次跳起来也没够着葡萄，十分无奈，只得离去。一边走一边喃喃地说：'葡萄太酸了，我还不想吃呢！'后来，它在路边捡到一只柠檬，其实柠檬是酸的，它却对它的同伴说：'柠檬味甜，正合吾意'！

"把得不到的东西说成是不好的；把自己得到的东西看作是完美的、符合自己意愿的，由此来减轻内心的失望与痛苦，这就是酸葡萄机制和甜柠檬机制或曰'合理化机制'的本质所在。这种行为虽然不乏自欺欺人的色彩，但作为一种心理防御机制，适当地运用，对保持人类的心理健康，恢复心理平衡是有益的。

"生活中免不了有挫折和失败，它使自我受到威胁、伤害，并可能会引起自卑、焦虑、痛苦等，进而导致心理平衡遭到破坏。这时，为摆脱痛苦、减轻不安、恢复情绪稳定、达到心理平衡，心理防御机制就开始发挥作用了。

"大多数心理防御机制虽然可以暂时地免除或减轻痛苦与不安，但现实问题并没有真正解决，只能起到一种回避现实的作用，有时反而会使现实问题复杂化，甚至会使人陷入更大的挫折或冲突的情绪之中。

"合理化机制是人们运用得最多的一种心理防御机制。这是指当个人遭受挫折、无法达到目标或行为表现不符合社会常规时，给自己杜撰一些有利的理由来解释。虽然这些理由往往并不是主要的原因或者是不正确的、不客观的或不合逻辑的，但本人以这些理由来安慰、说服自己，从而避免心理上的苦恼，减少失望情绪。

"生活实践表明，适当地使用一些心理防卫机制如合理化机制是可取的。因为我们在生活中必须无可奈何地接受一些现实。譬如，你在街上买了一件衣服，很贵。后来自己也后悔，但已不可更改。这时，只能安慰自己：是贵点，但是名牌，穿着有身份。可以说这是一种最好的想法。但也要用之有度。用得过多、过分，就成了阿Q的精神胜利法了，就是一种以严重歪曲事实为特征的病态心理了。"

来访者点头称是。

催眠师："你应当建立起这样的观念：谈恋爱的成功率本来就只有50%，也就是说，可能成，可能不成。不能终成眷属，也不一定就是双方有什么缺点、错误。两个好人在一起，不一定就能成为夫妻，有时就是不来电，没有理由，也没有办法。所以，谈恋爱成也正常，不成也正常。再有一个问题就是你的恋爱期太长了。心理学家的研究表明，人的恋爱期以一到两年为宜，太长了，会看到对方更多的不足，也会产生厌倦的心理。所以，你要建立起正确的恋爱观。"

来访者被唤醒以后，自我感觉良好，感到自己有能力面对失恋问题了。他说要出差一个星期左右，回来以后再来聊聊。

● **第三次催眠**

五六天后，来访者说自己上午刚回来，感觉旅途很辛苦。

来访者："刚出差的两三天情绪还可以，后来事情办得不顺利有些急躁，不知怎么回事，情绪不好的时候特别容易想到她。往事历历在目，想到人去楼空，心情就很沮丧。当然和刚失恋的时候相比，毕竟要好得多。我想再做一次催眠治疗放松放松。"

由于已经是第三次催眠，催眠师与来访者之间已经建立起良好的沟通关系，所以导入催眠状态的进展很顺利。也就三五分钟的时间，来访者就进入了浅催眠状态。此时，来访者表示出差一直睡不好，今天想好好睡一觉。

催眠师："完全可以！大约两个小时后再和你交流。"

这时来访者翻身侧睡，很快发出了轻微的鼾声。

我们决定，这次要加深其催眠程度，彻底消除他无意识中的痼结，并形成面向未来的心理指向。

这次我们是采用倒数法来加深其催眠程度。催眠师以坚定、有力的口吻向受术者下达指令："你已经进入催眠状态，但程度还不够深。下面我开始数数，从十数到零，随着我的数数，你全身的力气将逐渐消失，眼皮会完全不能睁开，外面的声音将完全听不见，只有我的声音非常清晰……"

反复暗示几遍后就开始数数。

"10、9、8，好的，你睡得越来越深了，很舒服……7、6、5……越来越深了，当我数到 0 的时候，你将进入更深的催眠状态，肯定是这样的，不会错的！4、3、2、1、0。"

催眠师："好的，你全身的力气已完全消失，眼皮会完全不能睁开，外面的声音将完全听不见，只有我的声音非常清晰。"

经测查，来访者已进入中度催眠状态。

催眠师："你睡吧，你会睡得很香，到时我会叫醒你的。"

半小时后，催眠师说："你已经很舒服地睡了两个小时，按照约定我们应该好好谈谈了，当然你还是在催眠状态之中。"

来访者伸了一个懒腰："时间过得真快，睡得真香啊！"

催眠师："出差过程中你的情绪好像有些反复，你自己能够分析一下吗？"

来访者："主要是公事办得不顺利，心理压力很大。我有一个感觉，心情不好的时候特别容易联想到不好的事，而想到不愉快的事心情就更不好。其实对于和前女友的关系，我现在感到已经不再是一个问题了。"

催眠师："你分析得很正确，情绪问题仅仅是取决于解释。当然你心理上对前女友仍有留恋也是重要的原因。随着时间的推移，理智会更多地发挥作用的。"

催眠师："人应当面向未来，而不是沉湎于过去，无论这个过去是美好的，还是痛苦的。对于年轻人来说，就更应该如此。你有志向、有能力、有文化，为什么不把自己的注意力放在发展自己这一点上呢？你完全有能力去创造新的、更美好的生活。非得与过去纠缠，这不是和自己过不去吗？好的，通过这三次催眠，我们已经解决了你无意识中的问题，痛苦的过去已经成了过去，它不会再来打扰你了。新的生活将从今日开始！"

来访者被唤醒之后感到精力充沛，心情很好，对催眠师表示感谢，对催眠疗法极为赞赏。

● 催眠师的体会

这是一例失恋导致的情绪问题，来访者周围不乏很多劝说者，他们晓之以理、动之以情却难以达到理想的效果。来访者并不是不明白其中的道理，也了解前女友的许多缺点，但就是不能接受这一现实，情绪痛苦、愤怒到了极点。在极度痛苦之下他并没有真的产生不理智的行为，而是选择了心理咨询机构，也愿意接受催眠疗法的帮助，这一点很重要，说明来访者对心理咨询和治疗寄予厚望，当然这也是接受催眠的前提。

这一例催眠的程度基本上属于浅催眠状态。在这一状态中，来访者能够听见外部的声音，主诉自己很清醒，就是感觉眼睛睁不开，很想睡觉，甚至怀疑这到底是不是催眠。其实，催眠疗法的功效不一定必须达到深度状态才能起作用，只要能够判断来访者确实已经进入了催眠状态，这时任何努力均能产生作用，这与在意识层面的疏导是存在几何级数差异的，即使是浅催眠程度其意识的阈限也降低了，在清醒意识状态下不能同时并存的矛盾观念，甚至必须压抑的不和谐观念，通过催眠降低意识的阈限，于是产生了意识与无意识的相互作用，使矛盾甚至是对立的观念最终被接纳。在第三次催眠施术中，我们有意识地加深了他的催眠状态，原因是发现了他的情绪有些反复，说明他无意识中的痼结比较深，才作出这个决定的。这里我们想告诉大家的是：催眠治疗与催眠表演是两码事，表演需要的是好看，治疗只要达到治愈的目的即可。导入程度过深，催眠术的一些负面作用如移情就会表现出来，这些负面作用虽然有方法克服，但能不出现当然是最好。初学催眠者，经常在这一方面陷入误区。

催眠治疗的效果有时立竿见影，但对于某些观念的改变、新观念的确立需要一定的时间，有时甚至还会有反复。本例中来访者出差一周左右后来访时感觉到情绪又有回潮，这应当视为正常，这时继续催眠巩固疗效是必要的，直到来访者能够真正面对现实或者能够自我调节为止。

赫尔巴特认为，人们只能意识一定的对象或注意有限的范围，不能同时注意两个观念，除非它们联结成一个复杂的观念。催眠可以使两个观念协调化，来访者在意识层面既爱前女友，又深知其难以改变的缺点，平时基本上采取自欺欺人的防御机制，维持心态的基本平衡。当发生失恋事件之后，原有的平衡被打破了，新的平衡一时又难以建立，所以内心痛苦，促使其寻求心理咨询。催眠疗法可以帮助来访者降低意识的阈限来协调两个对立的观念。

4. 让反应强度与刺激强度相匹配

这一个案例比较奇特。来访者自己没有什么心理疾患，也没有什么外部的人际关系障碍，但就是不能接受某一个特定的人。偏偏这个人就是她同宿舍的室友，是朝朝夕夕必须与之相处的人。这个人并没有任何地方得罪过她，而她对这个室友的不能接受已达到妨碍自己正常生活的程度。

来访者："老师，我感到自己有心理问题，我的一些好朋友也这么说。"

催眠师："你为什么会这么想呢？"

来访者："我非常非常厌恶同宿舍的一个同学。"请注意，她连着用了两个"非常"，可见厌恶程度之深。

来访者："她和男友在校外租房子同居。每当她回到宿舍就大肆炫耀，不以为耻反以为荣，甚至将一些细节详加描述，简直让人感到恶心。我看到她不愿多看她一眼，听到她做作的声音浑身起鸡皮疙瘩。就因为我是班级干部不能太多地表现出来，也不能主动要求调宿舍。"

催眠师："这种状况大约有多长时间了？"

来访者："我们在同一宿舍住了三年多了，她从一开始就令人讨厌，虚荣、做作……反正大家都不喜欢她，当然可能没有我这么强烈。尤其近半年多来她和男友租房同居以后，我的这种反感和厌恶就更强烈了，如果正在吃饭，一见到她连饭也吃不下去。即使有时她不在宿舍，只要看到她的东西也同样有这种感觉，有时我真想把她清除出我们的宿舍。老师，我这算不算不正常？其实我也觉得有些不正常，但就是没有办法克服。"

催眠师："对于一些不良的行为产生反感是正常的，因为我们每个人都有自己的道德准则，必然会产生一定的道德评价和道德体验。但从和你的交谈中发现你在这方面的反应程度显然是超过了一定的度，严重地影响了自己的情绪和行为，有时正常的反应同样也有一个度的问题。"

来访者："有些同学和朋友也劝过我，我也试图做些改变。我对自己说，她如此行为是她自己的事，和我没有关系。尽管这么想，还是左右不了自己的情绪。如果我能控制自己的情绪，就不会到您这里来了。"

催眠师表示完全可以理解，并向她介绍了催眠疗法。催眠师要求来访者事先上网查阅有关的催眠资料，如果愿意接受这一疗法，可以在三天后来心理咨询中心。

● **第一次催眠**

在约定的时间里来访者如约前来。

来访者："我上网看了一些催眠疗法的资料，没有任何顾虑，只要能够解决问题就行，我正在准备考研，情绪不好对复习很有影响。"

催眠师："对于你目前的问题也可以用其他的心理咨询方法，但如果是要求时效的话，无疑催眠疗法是最好的。"

经过十多分钟的暗示诱导，来访者逐渐进入催眠状态，根据标准判断她达到中度催眠状态。

针对来访者的症状，我们的判断是她在人际关系方面有过敏性反应。在生活中，的确有我们喜欢的人，也有我们不喜欢的人。对于那些不喜欢的人，只要他们没有对我们构成实际的伤害，我们就没有理由也没有必要作出过激反应。从某种意义上讲，这种过激反应产生的原动力，不是对方的语言或行为，而是自身的心理健康程度。在大部分心理学家界定的心理健康标准中，都有这么一条，那就是对外部刺激反应适度，即反应强度与刺激强度相匹配。

根据来访者的这种情况，我们决定施行催眠过程中的系统脱敏疗法。

系统脱敏是行为疗法的一种治疗程序，即当反应处于抑制状态时，连续对患者施以逐渐加强的刺激，使其不适反应最终被消除。通俗地说，当一个人心理上的痼结过于强烈时，一次性的暗示或者行为指导往往难以奏效。此时，只有渐次地消除其不良反应，渐次地建立其良性反应，才能逐步彻底改变其不良行为，建立起良好的、恰当的行为模式。自然，在清醒的意识状态中，通过各种手段也能达到一定的目的，但是，如果和催眠术结合起来使用，效果将更快、更好。因为催眠暗示具有良好的累加性的特征，更易诱发并巩固系统脱敏的作用。具体做法是将放松反应同患者想象中的各等级水平的焦虑诱发刺激依次进行匹配。最初，先让患者想象微弱的刺激，即感到最低程度害怕见到的人或社交场合。如果患者仍能保持放松，则可以想象强一等级水平的刺激，依此类推，一直进行到最恐惧等级水平的刺激。如果某一等级水平的刺激引起了患者的焦虑与恐惧，就重复这一步骤，直至患者在想象这一刺激情况时能保持完全放松为止。最后，到所有等级水平的刺激都进行完之后，患者就已经学会了以放松取代焦虑，来对先前使其产生焦虑与恐惧的所有刺激情境进行反应。

根据来访者对其同学的厌恶程度和治疗的需要，我们把焦虑等级分为三级。

第一级——在宿舍遇到所讨厌的同学；

第二级——所讨厌的同学主动与来访者说话；

第三级——所讨厌的同学用来访者的茶杯喝茶。

观察到来访者在催眠过程中神情安详，通过做深呼吸让其放松到能够放松到的最大程度。催眠师用言语暗示："你现在正在宿舍里看书，这时你所讨厌的同学推门进来了。"

可以发现来访者面部表情的变化，刚才的平静很快被打破了。

催眠师："你的感觉怎么样？"

来访者："我感到糟透了，有一种血往头上涌的感觉。她不是与别人同居了吗？还要回来干什么？污染环境。"

催眠师："你准备怎么样呢？"

来访者："她不走我走，我再待下去就要吐了。"

催眠师再次发出放松的指令。通过引导来访者数次深呼吸，不断令其放松，来访者又一次回到了平静状态。让其再次体验上述的情境，来访者厌恶的程度明显降低了。

催眠师："她（指极端厌恶的那个室友）又回来了，你怎么办？"

来访者："她回来就回来吧，反正宿舍又不是哪个人的，我只能保证自己洁身自好，她怎么样是她自己的事，与我无关。"

催眠师："你现在还有要呕吐的感觉吗？"

来访者："我为什么要呕吐？为她？犯不着。"

这时的来访者与第一次放松状态下的来访者判若两人。从来访者态度的改变状况来看，第一次催眠取得了预期的疗效。在继续放松后，来访者被唤醒。

整个催眠过程不需要来访者记住，因此暗示其忘记。来访者被唤醒之后感到有些疲劳，好像没有睡醒似的，似乎做了一些关于那个人的梦，但又记不起来到底做的什么梦。约定三天后继续催眠。

第二天催眠师收到来访者的手机短信：对那个人的厌恶程度降低了，不时时刻刻困扰自己了，但是看到她的东西仍然会产生反感，因为看到她的东西就会联想到她的所作所为。

● **第二次催眠**

催眠师："从你发给我的短信来看，情况有好转，但要恢复到正常反应的程度还需要继续治疗。"

来访者表示完全同意。

催眠师再次用言语暗示使其进入催眠状态，判断催眠程度为中度，拎起其手臂感到有一种自动向上的力量，而不是绝对的肌肉松弛。在判断来访者已经完全放松以后，进入治疗状态。首先是复习第一级焦虑反应，发现对第一级焦虑反应已完全适应。于是进入第二级焦虑练习。

催眠师："你所厌恶的同学在宿舍，你刚从外面回来，她非常主动地和你打招呼，并与你说话。你这时会采取什么行动呢？"

来访者："我不愿意和她说话，但出于礼貌我会敷衍她一下。"

这时，催眠师扮演来访者的同学与其对话。尽管有些勉强，来访者还是基本能够做到以礼相待的。在这一次催眠过程中，每当一段时间的对话之后都有再次放松的过程，让其在不断放松过程中脱敏，降低对刺激源的厌恶程度，直至刺激对象不再引起厌恶为止。催眠达到预定的目的。

● **第三次催眠**

三天以后，来访者再次按时到来。

来访者："我现在感到已经不再像以前那样对她反感了，她是她，我是我。不过这些天没有遇到她，真的遇到她时，不知道会怎样？还会像以前那样反胃吗？"

催眠师："请相信催眠的疗效吧，一切都会水到渠成的。"

在简单沟通之后，第三次催眠开始了，催眠引导的时间缩短了，来访者很快进入了深度催眠状态。深度催眠在理论上是指达到完全受控于催眠师，不能对外部世界产生反应，如呈现僵直或梦行状态。由于催眠程度的累加效应，来访者在第三次催眠中达到了深度催眠状态。

催眠师："今天天气很热，你所厌恶的同学刚从外面回到宿舍，没有找到自己的茶杯，正巧看到你的茶杯里盛有冷开水，她拿起来就喝，喝完之后才想起来向你道歉。这时你的感觉如何？"

可以观察到来访者不再显得平静，脸色因心情激动而显得赤红。开始斥责那个同学："你还有没有一点道德啊！这个杯子我是不要了……"

这时，催眠师继续要求来访者放松，作深呼吸。并告诉来访者这是对你的一次考验，是你必须经历的。

如此情境又重复了一次，显然来访者的反应程度没有先前激烈了。

来访者："跟这种人没法计较，用了就用吧，大不了我好好洗洗。"

催眠结束之后来访者主动告诉催眠师自己现在感到完全好了，不会再出现过激反应了。她说："我现在正忙于复习考研，没有时间为一些小事来伤神，现在看来是自己把问题夸大了。"

催眠师："现在你已经恢复到了清醒状态，我想在意识层面与你再作沟通，愿意吗？"

来访者："当然愿意！"

催眠师："人生活在世界上，通常不能随心所欲地选择环境，也不能随心所欲地选择你所遇到的人。我们没有必要也没有可能与所有人都成为好朋友，我们也没有必要一定要把那些看不惯的人当成敌人。我们所能做到的是：看得惯的人我们多看些，看不惯的人我们少看些。看不惯而又必须看到的人，我们尽量不看，看到了也不必把她放在心上。只要她们不损害公共利益和你的个人利益，你就不必太在意。在现实生活中，是不能什么情况下都疾恶如仇的。"

来访者对我们的观点深以为然。

最后，催眠师布置了定期反馈的作业，要求来访者在生活实践中彻底消除心理障碍。

一个多月后来访者打来电话，征求催眠师的意见，她所讨厌的那个女生因人流手术产生并发症而住院，来访者想去看望她。

催眠师笑答："你自己看着办吧？去不去两可。"

● **催眠师的体会**

这是一例催眠中的系统脱敏疗法的实践。系统脱敏疗法在意识层面进行，首先需要让来访者学会放松，而放松的程度在意识状态下是难以把握的，先必须使其体验什么是紧张，然后再从上至下，即从头到脚一个部位、一个部位地慢慢松弛。当然有条件的可以使用生物反馈仪，使来访者通过数次训练最后学会放松。而放松在催眠过程中做是极为容易的，在无意识层面贯彻放松的指令能够达到完善的程度，并且不需要经过学习和训练。放松的程度是制约系统脱敏疗效的关键，放松才能治疗神经系统对某一刺激的焦虑、恐惧。本例中的女大学生对同宿舍室友的同居行为从看不惯到反感，最后达到了见到她就会恶心反胃的地步，来访者对自己行为的失度并非全然无知，也感到似乎有些不正常，但是无法克服。这属于系统脱敏疗法的适应证，如果在意识层面上进行这一疗法时效方面要略逊一筹，放松达不到一定程度也会影响效果。

系统脱敏疗法属于行为主义疗法的范畴。行为主义疗法不主张深究症状的原因，只关注行为的改变。本例由于使用了催眠疗法，当然可以探究其失度行为的无意识动机，挖出无意识的症结所在，最终达到无意识症结在意识层面被解密的目的，使症状得以治愈。而本例仅把催眠作为一种系统脱敏的辅助手段，在催眠过程中进行快速的放松、体验真实的情境，只用了三次催眠就治愈了症状。经过一段时间的考验来访者已经能够正确对待她以前所厌恶的人了。

我们在催眠实践中体会到，能够运用其他疗法的心理障碍，只要来访者能够接受（属于可以被催眠的）催眠，同时没有启动病态的心理防御机制（如否定机制），均可以使用催眠疗法。催眠疗法既可以作为一种单一的疗法，也可以作为其他疗法的辅助手段，使来访者在催眠状态下施行其他疗法。这比意识层面使用某种疗法效果要好得多。

5. 魔鬼原来是自己

这位访客来到我们心理咨询中心后，首先很抱歉地问我们："可不可以代人做心理咨询？"

催眠师："如果你想了解一些心理学方面的知识是可以的，但替代他人做心理咨询还真没听说过。"

访客："出问题的是我的女儿，但她不肯来做心理咨询。"

催眠师："这恐怕我就爱莫能助了，你应该多做一些劝说工作，告诉她寻求社会帮助是一件非常正常的事情，是每个人都免不了的事情。"

访客："我将努力去做，今天我可以向你介绍一些我女儿的情况吗？"

催眠师："那最好！"

访客："我女儿是个大学生，可最近一直在家，已经十多天了，并说不想去上学了，反正已经跟不上了。我们怎么劝说、做工作都不管用，而且情绪非常低落。"

催眠师："为什么会如此呢？发生过什么事吗？"

访客："上学期期末有一门课程没及格，假期回来就唉声叹气的，整个假期都躲在家里，也不与同学交往，我和她爸也没少做工作，鼓励她、陪她说话，一点没有批评她。前些天她打电话给我们，说是宿舍里的同学都瞧不起她，自己也感到找不到自己了，本来她篮球打得很好的，可是篮球考试的时候连投篮都投不中，她对自己失望极了，她说要么退学找工作，要么明年重新考。我们非常着急却又束手无策。"

最后与这位母亲约定第二天说服女儿一起来心理咨询中心聊聊。

第二天母女俩来到了心理咨询中心。从面部表情来看，女孩脸上充满了愁容，在母亲的指点下与咨询人员一一打了招呼，打招呼之后就再也不发一言。当问及是否愿意接受心理咨询与治疗时，她点了点头表示同意，在一番介绍心理咨询与治疗的方法以后，她说也了解一点，不过没有体验过，看到父母为自己如此担心和不安，愿意配合心理医生做一些尝试。

● 第一次催眠

来访者被带到催眠治疗室，在舒适的沙发上稍作休息。

这时柔和的音乐声响起，十多分钟以后催眠师开始作催眠引导。

催眠师："你休息了一段时间之后已经体验到了一种轻松和宁静，现在请你尽量睁开疲惫的眼睛注视我的手指。"催眠师的食指和中指成"V"字形，并呈一定速度前后移动。

催眠师："你只需要集中注意力，注视我的手指。一切反应均顺其自然，既不要迎合我，也不要抗拒我。"

约十分钟来访者的眼睛开始频繁眨动，并慢慢地合上了。在作了全身放松以后，来访者可以根据催眠师的指令做一些在清醒意识层面不可能做彻底的动作，如站着可以不顾一切地向后倒，当然是暗示得到全面保护不会受到伤害的。这时，来访者在得到上述指令后向后倒的动作幅度极为有限，说明仅仅是进入了浅催眠状态，意识仍然还在起作用。需要继续加深催眠程度。但对这位来访者加深催眠程度的努力在本次催眠过程中没有奏效，所以本次催眠的目标只能定位于在浅催眠状态下了解来访者的问题所在。

催眠师："好的，你现在已经感到舒服、很放松了。能不能把目前最困扰你的问题向我们说说呢？"

来访者虽然闭着眼睛，但仍可观察到其眼球不停地在闪动。一两分钟后开始说话了："我从小和父母在边疆地区生活，我高三的时候父亲作为引进人才到了内地，我们全家也就内迁。我高考还是在边疆地区考的，是按照边疆地区的分数线录取到内地大学。到了大学以后我是非常用功的，甚至比在高中时还要用功，我知道边疆地区教育质量赶不上内地，必须自己多下功夫才行，我一点不敢懈怠。但不知是什么原因我越是重视、越用功效果却越差，想不到的是上学期高等数学期终考试居然没有及格，我感到有人肯定会笑话我，尤其是宿舍里的同学。"

催眠师："我们好像需要界定一下真正的问题是什么？我的意思是说，现在让你感到最为困扰的是考试不及格，还是别人（同学）笑话你？"

来访者略作思索，答道："是同学笑话我。"

催眠师："为什么宿舍里的同学会笑话你？"

来访者："因为我这个人比较直爽，有时喜欢主持正义，因此有的同学不喜欢我。我早就感觉到了她们认为我不聪明，只会死用功。我从小就是班级的主要干部，老师、同学都很喜欢我，我也很有威信。我真的不愿意随父母来内地，内地人心眼小，爱嫉妒。只要一想到考不及格有些人笑话我的样子，我就……"

这时，来访者的泪水不断地涌了出来，并哭得很伤心。催眠师没有制止，也没有劝说。十几分钟以后，来访者的情绪恢复了平静。

催眠师："看来考试不及格对你自己来说还不是最重要的，只是别人的笑话和议论最使你难受，是吗？"

来访者："是的。我感觉到的是周围人不平常的目光，那种幸灾乐祸的神情，我受不了，他们使我感到自己的失败、无助，再这样下去我就要崩溃了，我不想再到这所学校去了，要么现在就找工作，要么明年重考。"

催眠师："你有没有想过谁都会失败的，考试不及格也在所难免，只要找到失败的原因，调整好心态，补考通过也可以。"

来访者："我从小到大从来就没有考过不及格，根本没有这样的心理准备，而且我上大学以后比以前任何时候都用功，结果怎么会是这样？我总是感觉到别人在窃窃私语，在暗中看我的笑话，这是我最受不了的。"

催眠师："我们今天已经基本找到了问题的根源，你的痛苦有两大原因，一是像我这样的人怎么会考不及格？二是感觉到别人在看你的笑话，问题的重心在后一个原因。你同意我的归纳吗？"

来访者点头承认。

催眠师："我们下一次解决这一问题。现在我要告诉你的是，你的情况不是什么心理疾病，而是正常人在其生命的历程中，遇到一些挫折而产生的心理问题。这个问题不难解决，在我们的帮助下会得到很快也很好的解决。因此，你不要再有新的心理负担，搞得好像问题很严重似的。"

听了催眠师的话，来访者稍感欣慰。

● **第二次催眠**

鉴于第一次催眠的程度一直不够深，本次催眠施术决定在放松上多下些功夫，因为这位来访者显然是一个紧张型的人。放松暗示诱导的程序如下：

请将注意力高度集中于脚尖，渐渐地，你会感到双脚的力气消失了……你感到非常舒服……继续体验，继续体验双脚力气消失后的舒服的感觉……

现在请将你的注意力高度集中于双膝，渐渐地，你会感到双膝的力气也消失了……两条腿不想动，完全不想动……感到非常舒服，双膝再放松……继续检验双膝力气消失后舒服的感觉……

现在请将你的注意力高度集中于腰部，摒弃一切杂念，你体验腰部力气消失的感觉……腰部的力气在渐渐地消失，非常舒服……你继续体验腰部气力消失后的舒服的感觉……

现在请将你的注意力高度集中于肩部，肩部肌肉放松，再放松……肩部的力气消失了，渐渐地消失了，你体验，体验肩部力气消失后舒服的感觉……

现在请将你的注意力高度集中于颈部。颈部肌肉放松，再放松……颈部的力气消失了，渐渐地消失了，你体验，体验颈部力气消失后舒服的感觉……

现在，请将你的注意力高度集中于双手，渐渐地，你的两只手上的力气消失了……完全消失了，两只手感到很重，但又非常舒服……你体验，体验双手力气消失后舒服的感觉……

好的，你的全部身心现在都已经完全松弛下来了，感到非常轻松、非常舒服……现在你的眼皮很重、很重……你现在任何杂念都没有了……

经过充分的放松，来访者到达中度催眠状态。

催眠师："这几天自己的感觉怎么样？"

来访者："这两天我感到情绪平静了一些，在家也能够看看书了，但是想到自己还要补考内心就不舒服，同宿舍的其他同学都过了，即使他们不一定会笑话我，但是我仍然觉得难为情。"

催眠师："考试偶然失利对每个学生来说都是正常不过的事，所谓胜败乃兵家常事。但是很多平时学习成绩比较优秀的学生都存在一种想法，不及格是其他人的事，按照心理学家艾利斯的观点，这是一种非理性信念，它的突出特点是绝对化，'必须如此'，不可通融。"

来访者："是的，我从小到大这是第一次考不及格，在我的内心从来没有把不及格与自己相联系，这大概就是绝对化吧。所以这一次数学'挂了红灯'，我想的都是别人会怎么笑话我，同时也对未来感到失望，我在那些天上课听不下去，饭不想吃，夜里觉也睡不好，简直是要崩溃了，我是逃回家来的。"

催眠师："非理性思考并不是仅仅属于你一个人的，人类天生就有一种很强的倾向，趋于非理性地思考、看待事物，艾利斯认为这几乎是一种'似本能'（近似本能）。它以不确切的语言形式存在，它是不可言明的，它存在于人的'前意识'（无意识中能够被召回的部分），因此很容易进入意识，影响人的思想活动。正是这种非理性思维及其结果最终导致情绪失调。"

来访者："我现在有些明白了，我的痛苦不仅仅是因为我考试不及格，而是我对于自己不及格的非理性思维。老师你能够推荐一些艾利斯的著作给我吗？我以后要通过心理学书籍的阅读来调节自己的心理状态。"

催眠师："好的，其实艾利斯本人早年也产生过心理方面的问题，他也是通过大量地阅读哲学著作，在一定的思想高度来认识自己的问题的，他意识到自己的情绪问题是没来由地自己制造出来的，他把自己的疗法命名为'理性——情绪疗法'（RET）。"

来访者："我现在有种豁然开朗的感觉，从哪里跌倒就从哪里爬起来，考试也同打仗一样没有常胜将军，我会找出自己数学方面存在的问题，我有信心在补考中通过。"

催眠师："你今天回去以后可以认真阅读我推荐给你的书，结合自己的思考和非理性观念写写体会和感想，三天以后再来。"

● 第三次催眠

三天后见到来访者，明显感到她精神状态有了很大改变，脸上挂着笑容。来访者谈了这几天读书的体会，写了好几页心得体会。她说，"理性——情绪疗法"很适合自己，尤其是"ABC"理论对自己有极大的指导作用，以后遇到现实中的问题可以用它来应付了。

这里我们来简略介绍一下艾利斯提出的解释人的行为的 A—B—C 理论。

A：个体遇到的主要事实、行为、事件。

B：个体对 A 的信念、解释和观点。

C：事件造成的情绪结果。

我们的情绪反应 C 是由 B（我们的信念）直接决定的。可是许多人只注意 A 与 C 的关系，而忽略了 C 是由 B 造成的。B 如果是一个非理性的观念，就会造成负性情绪，若要改善情绪状态，必须驳斥非理性观念（D），建立新观念（E）。这就是艾利斯理性情绪治疗的 ABCDE 步骤。理性情绪治疗是一项具有浓厚教育色彩的心理矫治方法。首先让学生分辨理性观念与非理性观念，然后试图驳斥非理性观念。例如：

A. 事件：考试失败而受父母训斥。

B. 观念：同学会取笑我，真丢面子，无法忍受。

C. 情绪：难过、沮丧。

D. 驳斥：这不是事实，只是我的主观想法，怎么知道同学会取笑？即使有人取笑，难道我就真的无法忍受？

E. 新观念：考试失败是谁都难免的事情，只要努力，成绩可以改善；何况我还有其他长处。

催眠师："你意识层面的认识提高说明理性在支配自己，这很好，但我们今天还出题考考你，看你是否能够经得住考验。"

接着进行了第三次催眠，催眠程度仍然是中度。

催眠师："前两次催眠取得了预期的疗效，你通过阅读艾利斯的著作对许多问题也有了新的观念，现在我们用一个新的情境来测验一下。请放松自己的身心，你现在是大学四年级下学期，正在到处求职，这一天你去两个单位应聘均被拒绝了，你回到宿舍同学正在谈论她们的求职经历呢，有几个同学已经签约了，你此时是什么心态呢？"

来访者："我很平静，这次求职的失败并不能说明什么，以后我会抓住机会的，我并没有失落之感。"

催眠师："你后来应聘的单位并不是你所理想的，你内心会平衡吗？尤其你的同学找的工作都比你的好，你会如何面对呢？"

来访者："要说内心没有任何感觉这当然不现实，我会先就业后择业，也不会放弃努力的，每一个人的人生没有办法绝对比较，接受现实再通过努力在一定程度上改变现实我认为是比较实际的。"

催眠师："你的这些想法非常好，说明你的认知有了全新的改变，并能在新的情境中应用了，一个人能够理智地驾驭自己的情绪是自我足够强大的表现。"

在经过三次催眠之后来访者不仅能够正确地对待考试失利的现实，而且能够应对一些逆境，催眠取得了较好的疗效。

● **第四次催眠**

第四次催眠所要解决的问题是调整其与同学的关系。因为她不想再回到学校读书的最重要的原因不是考试而是与同学的关系。

这次催眠在导入阶段几乎没有受到任何抵抗，只花了几分钟的时间，来访者就进入了比较深的催眠状态。

催眠师："为什么你感到你的同学会取笑你呢？你分析一下

是什么原因？"

来访者："我也说不清楚，好像他们就是不喜欢我，就是不能接纳我。"

催眠师："我来描述一种心理现象，叫作推诿，你看看是否与你有某种程度的相似之处？"

来访者："好啊！"

推诿就是在自己受挫时，将自己的受挫原因完全归之于外部世界、归之于他人，以摆脱自身心灵上的内疚。项羽兵败垓下，自刎乌江，到了这个时候了，他还是没有真正认识到自己失败的原因所在，却还自我安慰："天亡我，非战之罪也！"

人们在压力状态下，特别是在因压力而失败之后，推诿是一种非常常见的心理防卫机制或曰心态表现。生意没谈成，说客户太刁难；机器修不好，说工具不齐全；职务没有晋升，说领导偏心眼；与人交往不成功，说他人有种种不是；该做好的事没做好，说天意如此。如此等等，不一而足。

推诿从本质上说还是一种归因错误，即他们把失败的原因统统归之于外部的、不可控的因素，而自己主观上没有任何责任。试图以这种方式保证自己的心理平衡。显然，总是这么想、这么做，很不利于个人的提高，也不利于在工作中取得较好的绩效。

来访者不语。

催眠师："我觉得，同学不能接纳你的真正原因是你不能接纳你的同学。由于这种心理定式的存在，你总感到你的同学瞧不起你，如果你把自己的心态调整好了，主动与同学交往，你一定会赢得友谊的。"

来访者："我想你说得很对。我该怎么做呢？"

催眠师："就两条：把别人看成是友好的；主动与别人交往"。

来访者："我一定试试！"

催眠师："如果我想说，魔鬼就是你自己，你同意吗？"

来访者笑而不答。

这次催眠结束后，来访者再也没来找过我们，估计是进入正常生活状态了。

● **催眠师的体会**

这是一个不能正确对待考试失利的案例，高校心理咨询过程中这样的案例为数不少，某一次考试失利对自我概念产生了极大的冲击，在没有任何心理准备的情况下要面对严峻的现实，许多大学生一下无所适从。这是由于不良心态所致，很容易把自己的内心世界投射到外部的人与物上，感到别人在笑话自己，造成对人际关系的敏感，产生自我暗示压力。

这种应激性心理障碍不一定需要运用催眠疗法，其他疗法如认知疗法同样有效，这时只要改变认知，用理性的观念替代非理性的观念即可。而使用催眠手段与无意识沟通，在无意识层面运用艾利斯的"理性——情绪疗法"可以缩短疗程，当人们在意识层面不能很好地调节自己的情况下仅仅运用一般的咨询手段，疗程和效果与催眠状态下的认知改变是不能相提并论的。

无意识层面的观念认同与内化比意识层面的阻抗小，加之观念一旦被无意识所接纳，能够实现一系列的自动加工，似乎一通百通了，并能够重组认知结构，这一点与意识加工过程是完全一致的。如来访者在接受了艾利斯的"理性——情绪疗法"后，很快找到了自己的问题所在是非理性观念的作用，并能够在新的情境中加以应用。

6. 身病乎？心病乎？

人类的认识是一个不断深化的过程。早先，人们认为身体和心理是两个各不相干的独立系统。后来，渐渐发现，身体健康与心理健康的关系是互相影响、互相制约的。身体健康是心理健康的基本条件之一，心理健康又进一步影响和促进着身体健康。有两种常见的疾病：身心疾病与心身疾病，便是最好的证明。

身心疾病

身心疾病是指主要由生理因素引起的心理疾患。研究证实，某些心理疾病源于大脑疾病。例如，酒精中毒性精神病的主因是酒精中毒引起的脑疾；老年精神病的主因是血管硬化所造成的脑疾。临床上还发现，当人脑由于外伤或疾病而受到破坏时，他的心理活动就会全部或部分失调。

除了神经系统外，内分泌系统对人的心理功能也有着重大的影响。甲状腺素主要功能是控制个体的新陈代谢作用。甲状腺素分泌过多时，代谢作用将加速，并伴随有个体肢体颤抖、情绪激动、焦虑不安、失眠、注意力不集中等紧张反应，甚至有妄想及幻觉出现。这时个体的感知觉、记忆、想象、思维等认知活动也受到影响。反之，甲状腺素分泌过少时，代谢作用就会降低，个体的心智活动趋向迟钝、反应缓慢、记忆减退、思维迟滞，且常有抑郁倾向。

心身疾病

心身疾病是指心理因素、社会因素在发病中起主要作用的躯体疾患。心理异常给身体方面造成的不良影响以情绪障碍为多见。日常生活中最易见到情绪对身体状况的影响。心理学家布雷迪用电击猴子的方法来做实验。在这个实验情境中，一个笼子里关了两只猴子。一只四肢被捆住，一只可以自由活动，每隔 20 秒钟给笼子通电一次，使两只猴子接受一次电击。笼子里有一根压杆，只要猴子间隔 20 秒钟压它一次，就可以免受电击。为了避免电击，那只自由活动的猴子老是提心吊胆地记着在 20 秒钟快到时压一下杆子，情绪一直处于紧张状态，后来得了"胃溃疡病"。另一只猴子因四肢被捆住，动弹不得，只好躺在那里听天由命，没有沉重的心理负担，反倒安然无恙。研究业已发现，因心理因素可能引发起消化性溃疡、原发性高血压、冠心病、心律失常、神经性厌食症、支气管哮喘、偏头痛、神经性皮炎、过敏性皮肤病、糖尿病等多种生理疾病。

下面我们要说的这个案例，就是因心理因素而引发生理问题，然后在催眠术的帮助下，经由心态的调整而重新康复的。

来访者是主动到心理咨询中心求询的。与其他来访者不同的是，这位来访者神情大方，言语表达流畅，没有其他来访者常见的那种畏缩戒备的神态。对待咨询师也很有礼貌，并且很得体。来访者首先申明自己没有心理疾病，只不过因为选修了"心理咨询与治疗"课程，对心理咨询与治疗颇感兴趣，所以随便来聊聊。不过，对于这种表述，我们是心如明镜。通常情况下，不是自己或自己最亲近的人存在着这样那样的心理问题，一般人是不会到我们这里来的。他既然这么说了，还是先不点破为好。

来访者："我是个班长，历来受到老师的喜爱和同学的拥戴，自己专业成绩优秀，大学一、二年级均获得了奖学金，估计大三拿奖学金也没有问题……"

在一番带有炫耀的自我介绍之后他问道："是否存在心身疾病？我在课上学到过这一名词，想深入了解一下这种疾病。"

他终于说出了问题之所在。

于是我们向他介绍了这种心理因素所导致的躯体化症状的主要特点、产生的原因、治疗的手段等，然后对他说："现在有些人由于不了解这一疾病的特点，仍然是头痛医头脚痛医脚，因此达不到治疗目的，有些人长期服药，有些人花费大量的检查费用，最后证明疾病不在身体本身，这种现象目前比较多见。"

因为他先前说是来随便聊聊的，所以我们不便与他直接联系起来。

沉默，经过几分钟的沉默之后，来访者终于开始道出实情。

来访者："其实我估计自己也可能是患了这种心身疾病，我从高中开始就服用丹参片，主要是胸闷，有时感到呼吸困难不得不深呼吸。我父母当时带我在当地的各大医院都看了，也作了一些检查，好像有心电图等，也没有检查出异常。从那时候开始就服用丹参片，到大学以后虽然药量减少了，但有时还是需要服。上大学后我开始接触心理学，发现自己每当要考试的时候胸闷的感觉就强烈得多，有时还存在头痛的现象，看了一些心理学书，对照自己的情况，我认为这可能是心身疾病，所以我试图自我调节，其实我并没有感觉到自己的情绪紧张，我今天来这里也想问问到底应该怎样调节才有效？"

催眠师："内脏器官是受植物性神经系统调节的，植物性神经系统也称为自主神经系统，它不受大脑皮层的调节和控制，而是受到其他生理系统调节的，如体液系统等。这样的调节通常意识是难以觉知的，由于长期的压力影响到人的其他生理系统，进而影响植物性神经系统，最终导致某些内脏器官受损。"

来访者："那是否有方法可以比较快捷地针对我的状况进行调节呢？书上曾经读到有一种催眠疗法很神奇，不知是否适合我？"

催眠师笑曰："看来你是有备而来啊。不过今天不适宜给你做催眠，我想你应该先对催眠术有所了解。"

于是，催眠师简单对催眠疗法的特点作了介绍，并建议来访者可以通过网络查询一些有关催眠的资料，自己对催眠疗法有一些了解，在此基础上接受该疗法。双方约定了具体的催眠时间。

● **第一次催眠**

来访者在预定的时间如期前来，表示非常愿意接受这一疗法，自己会很好地配合的。在作了催眠暗示性测定之后，来访者开始接受催眠疗法。

在催眠师的指导下来访者作全身放松，从头开始一个部位、一个部位地放松。

催眠师："你已经进入了催眠状态，催眠不是睡着，可能你仍然能够听见外部的一些声音，自己也认为自己是有觉知的，但是你这时候却有点似睡非睡的感觉，像是快要睡着的情境，能听见声音却无心去听，你只有一个感觉——自己非常困倦，我要睡觉……你现在可以放心地睡上一觉，到时间我会把你叫醒的。"大约十五分钟以后催眠师开始唤醒来访者。此时的来访者已达到中度催眠状态。第一次催眠达到这种程度，说明了他的催眠感受性很强，是个很好的受术者。

催眠师："你已经睡了一个小时了，尽管仍然在催眠过程中，但却感到很清醒、很放松，我们现在开始讨论一些问题，先来谈谈心身疾病的问题好不好？你对这一疾病是如何看待的呢？"

来访者："我看过一些书，也了解心理障碍的概念，但对于有身体症状的这种心理障碍，尤其对于我自己的状况觉得不大好接受，我觉得自己很注重调节，心态也是正常的，怎么可能患这种心身疾病呢？"

催眠师："人的一些心理障碍与性格有关，性格形成主要受环境的影响，性格一旦形成是非常稳定的，它作为一种人格特征影响人对客观事物的反映。比如你的症状较多地受到性格因素的制约，你能分析分析自己的性格特征吗？"

来访者："我是一个来自农村的孩子，父母都是农民，他们一贯对我的教育和鼓励就是要好好读书，只有通过读书和优异的成绩才能走出农村，才能改变像父辈一样的命运。在他们的熏陶下，我从小学习成绩就很优异，是老师的宠儿、同学的楷模，是乡亲们经常夸奖的对象。在小学和初中阶段我都是年级的第一名，这好像是顺理成章的事，我对前途和未来充满着期望。中考我考进了县中并进入了重点班，在这个班里我体验到了压力，同学们个个都憋足了劲，你追我赶毫不相让。在这种形势下我使出浑身解数比别人早起晚睡，但还是力不从心，成绩一般在中等层次上徘徊。我对自己感到不满意，但又不知道应该怎么办。我不敢多问老师，怕问多了被老师瞧不起。那段时间里我的心境糟透了，越想好却越好不了。夜里一般只能睡几个小时，只要稍有一点响动就醒了，醒了就再也无法入睡，同时经常感到胸闷、头痛。就在高一升高二的那个暑假，我父亲带我去了县医院，医生开了心电图、CT 等的检查单，但检查结果是身体一切正常，医生说我是神经官能症，建议我最好休学一段时间，开了一些中成药。回家以后我反复考虑决定不休学，我认为成绩上不去是学习方法存在问题，我买了或借了许多关于学习方法的书籍，但读了以后成效甚微。后来因为一个同学熄灯后经常继续使用应急灯的事与其发生矛盾，我觉得在通往大学的征程上，每一个人都是不惜一切代价让别人落马的，这样可以减少竞争的对手，使自己更有可能来获取成功。这个同学明知道我睡不好，他却开着应急灯让灯光直接刺激我的眼睛，而我过了睡觉的时间就再也无法入睡了，无法入睡了就必然造成记忆力下降，严重地影响学习效果。我感到现在真的是人心不古啊！人们没有道德观念，为了达到自己的目的简直是不择手段。我后来要求调宿舍，高中期间我住过三个不同的宿舍，情况几乎是大同小异的。同学中有的是明的，有的是暗的，都希望别人失败，充满了对他人的嫉妒。在这么恶劣的环境中我还能保持小学和初中时期的辉煌吗？按照我的实际能力上的大学应该比现在的档次要高得多。"

催眠师："你对自己过去经历的叙述，使我们的确感受到了你曾经有过的辉煌，你很用功，很好强，把读书与人生的前途和未来联系在了一起。而高中阶段的学习状况是你感到不满意的，但你对于这一阶段学习成绩不满意的归因却是错误的，你把它归因为同学的嫉妒以及给你设置的种种障碍，怨天尤人，感叹人心的不古，感觉到别人道德水准的低下。而对于学习不满意的真正原因没有找到，或者主观上不愿意接受。你同意我的看法吗？"

来访者停顿了一会儿点头表示同意："实际上我是不敢面对自己的现实状况，到了县中以后强手如林，我感到力不从心，但我又不服气甘居人下，我要争第一。我这种动机越是强烈，效果却适得其反，长期心理因素所致，导致了躯体化的症状，这是我在大学期间才真正明白的。"

催眠师："你在认知上是没有任何问题的，你的问题是性格因素所致，因此改造自己的性格是缓解症状的关键。"

第一次催眠就到这里结束。催眠后暗示要求来访者回去之后对自己的性格进行完整的反思。

● **第二次催眠**

一周以后来访者又来到我们这里。他拿出事先准备好的纸张，上面写着对自我性格的分析。

催眠师："既然我们运用了催眠疗法，一切就让我们在催眠这一愉快、放松，没有心理阻抗的情境下进行吧。"

第二次催眠状态进入得很快，大约五分钟来访者就进入了中度催眠，在一番放松引导之后，来访者处于一种身心极度愉悦的状态之中，在此状态中开始交谈。

催眠师："上次催眠以后你对自己的性格作了分析和反思，现在我们来谈谈你对自己的认识。"

来访者："我认为我的性格是进取、向上的，而我应该是最好的。"

催眠师："每一种性格都有其优劣面，你能对你的这种性格特征的优劣评价一下吗？"

来访者："这一性格特征使我不甘居中游，做任何事情都力图要取得最好的成绩，它给我带来了荣誉，这使我感到成功和振奋，我需要这种刺激。"

稍有停顿之后，他又喃喃地说："这一性格也给我带来了痛苦，当我尽了最大的努力而不能成为最好的时候，我感觉到的是失败、羞耻，我感到其他人在耻笑我，我无法面对不是最出色的这一事实，这种痛苦比肉体上的、经济上的有过之而无不及。"

来访者这时泪水涌出了眼帘，催眠师把面巾纸递到了来访者手里，鼓励他把痛苦的感受通过眼泪宣泄出来。

来访者："您不会笑话我吧。我以前从来没有把这种感觉暴露给别人过，别人都感到我活得很充实，别人有什么不痛快常常找我帮助，我在别人眼里是强者，其实这也是我乐意呈现给公众的形象。别人无法知道我内心的真实感受，我不敢面对自己。今天我第一次感到了轻松，其实我的智商并不高，我的优秀靠的是刻苦和认真，这一点我很清楚，但我不愿意让别人知道这一切，我太在意别人的评价，其实我没有自信，但又要打肿脸充胖子，尽量掩饰这一切，活得很累也很辛苦。"

催眠师："你今天真实地、坦诚地分析了自我，敢于面对自我这是非常不容易的。你已经分析了自己性格的优劣，而且这种分析有条理也有道理。关键是今后在生活实践中如何修正和改变自己的性格。建议你通过阅读来修炼，使自己变得豁达，形成正确的自我意识，处理好自我与他人的关系，尤其是如何评价他人对自己的态度和看法，对于自我不需要太执着，对自我的执着往往是满足自己的某种心态，别人同样最关心的也是自己，无暇顾及他人的方方面面，许多感受都是所谓的庸人自扰罢了。"

来访者："我懂了，我也愿意去尝试改造自我。"

催眠师："再有一点就是要形成正确的归因。听说过归因理论吗？"

来访者："没有。"

催眠师："好的，我向你介绍一下。"

从某种意义上讲，我们每个人都是业余心理学家，因为我们每个人都曾千百次地做过一件事，那就是在做完一项工作之后，往往喜欢寻找自己或他人之所以取得成功或遭受失败的原因。这就是归因。令人遗憾的是，人们的归因常常出错。一个最常见、最典型的归因错误就是把自己的成功看作是由主观因素决定的；把自己的失败看作是由客观因素决定的；把别人的成功看作是由客观因素决定的，把别人的失败看作是由主观因素决定的。

个体对自己成就情境的不同归因，会引起不同的认知、情绪和行为反应。合理的归因可以提高自信心与坚持性，不合理的归因则会增加自卑与自弃的强度。

催眠师："你也犯了一个大多数人常犯的错误，那就是遇到问题尤其是挫折，都认为是外部因素的作用，为什么不从自己身上多找找原因呢？"

来访者若有所悟，点头称是。

第二次催眠大约一个小时结束。

催眠结束以后来访者表现出如释重负之感，从他的态度上可以明显看出他很轻松。来访者表示以后一定要在改变性格方面下功夫，当然有时间的话会经常来找老师聊聊的。

在以后的一年多时间里来访者曾多次来心理咨询中心作意识层面的访谈，也谈到现在对一些问题能够看得比较开了，平时注意多读一些有益的书，并经常作摘录或写日记，对改造自己的性格充满了信心。先前的那些身体不适的症状也随之消失了。

● **催眠师的体会**

这是一例典型的性格因素所导致躯体化症状的心理障碍。在成长过程中，来访者形成了功利性的学习动机。通过不懈的努力，确实在一段时间内达到了自己的预期，他显得很自信。随着环境和比较对象的变化自己再也不能独占鳌头了，面对此情境来访者不是改变和调整自我期待和目标，而是一味地不甘心如此处境，犹如困兽做着无效的努力。长期得不到宣泄的压力必然通过躯体症状表现出来，这是他在此情境下唯一能够转化压力的途径，如表现出来的胸闷等症状。心与身是一元的，割裂它们之间的联系，孤立地看待身与心的问题是片面的，也必然导致解决问题方面的困惑。但人们往往忽视心理层面对身体的影响，把心身疾病作为一般的躯体疾病来治疗，此来访者在高中阶段就开始服用治疗心脏疾病的药物却无任何好转。在心身疾病的治疗中抓住问题的关键所在，即从心理治疗入手才能卓有成效。

　　来访者的躯体化症状是由性格因素导致的，而性格因素的改变不是催眠的适应证。催眠疗法对于事件的解决疗效比较明显，对于近期事件的解决优于远期事件的解决。来访者长期以来所形成的性格因素已经渗透到了认知和评价的方方面面，这不是通过几次催眠就可以彻底改变的，但同样可以通过干涉无意识的方法使来访者通过自我分析的途径对自己的性格有所认识，在此基础上激发改造性格特征的动机。但是性格真正的改变不是无意识层面能够解决的问题，必须通过无意识向意识层面的转化，最终在意识的控制下自觉地完成改造。

四 催眠治疗个案（中）

1. 无法控制的怪异行为

人真是一个奇怪的动物。他们的认知与行为常常并不一致。通常人们都以为，某人做的一件事（在非强迫的状态下）都是心甘情愿去做的，但实际情况并不是如此。人世间存在着一种现象，那就是打心底里不愿意做这件事，但又不由自主地去做，甚至经常去做。从小处说，有些抽烟的人对这一行为的憎恨可能不亚于不抽烟的人，但恨着恨着，又将手伸向了烟盒。从大处说，不少心理疾病的患者就处于认知与行为不协调的焦灼之中。我们曾经看过这样一个案例，那是一位男性同性恋者的自述：

> 人类异性恋爱、通婚，这是客观规律，然而我热烈地

疯狂地恋爱着自己所爱的同性（尽量克制，没有表露），而对喜欢自己的女性却没有半点感情，自己在生理上是男性，但心理上却是地地道道的女性。这种心理已产生多年了，一直背着沉重的包袱，万分苦恼。自己也曾想过许多办法来改变这种心理，但却无效。例如尽量不去想他，尽量不接触所爱的同性，不过越是这样，心里越难受。有时一眼看见所爱的"情人"，心就像被拖去了，人也要昏过去……而对异性，只要相处得较好一些，心里就不舒服，难受了……每想及此，痛苦极了！有时像失魂落魄，有时像刀刺胸膛，有时肝肺都像迸裂了……克制着、忍耐着……整天、整月、整年。有时自己禁不住痛哭起来。这么好的世界，这么好的未来，可我……我该如何安排自己的生活？我怎能搞好学习？我是在做梦吗？不！这种尖锐激烈的无休止的斗争、内心矛盾在时时刻刻、无声无息地进行着残酷的自我毁灭，身体一天天地虚弱了……从道理上我自己早就明白，这是极端错误的，但怎么也改变不了，我有时捶打着胸膛问自己，究竟是什么妖魔在我身上显灵呢？我还是一个人吗？

......

抽烟、同性恋行为是耶？非耶？这里我们不作评论。这里我们想谈的是，这种认知与行为不协调的现象绝非鲜见。我们就曾遇到过相类似的一个案例。让我们感到欣慰的是，在我们的努力与帮助下，当事人的情况发生了根本性的转变。

为使大家对案例有充分的了解，让我们先从背景说起。

某大学宿管中心的值班人员反映，每当夜深人静的时候，经常可以看到一个男同学在垃圾堆旁翻东西。值班人员上前问他找什么，他并不开口只是冲人一笑，仍然是我行我素。这一情况由值班人员反映到了学院，学院经过多方调查大致锁定了某专业二年级的一名男生。向该学生同宿舍其他同学了解情况，他们一致反映这个同学的生活和活动极其不规律，经常看不到他正常吃饭，也不大与别人交往。他们还反映了一件事情，有一次宿舍的一个同学买了一个盒饭回来了，但尝了一口说是味道不好就连快餐盒一起丢在了垃圾桶里，等到晚上回来发现快餐盒里的饭菜不见了。大家觉得很奇怪，但当时也没有当回事。这事到底是不是他干的呢？谁也没有把握，谁也不好乱说。只是大家隐约感到可能有些联系，才反映给辅导员的。针对这种情况，辅导员决定从关爱和重视的角度找该学生谈一谈。谈话过程中并没有直接认定是他，仅仅是了解一些情况。这个学生拒绝承认有过这些事，并说是有人造谣诬陷，是人际矛盾所致。在此情境下老师也没法深究，因为这种事情并没有妨碍他人和集体，本人又没有求助的欲望，暂时只能作罢。

后来，又发生了这么一件事。一个外请的心理学专家学术报告结束以后，有一个学生单独咨询了他。问的问题非常罕见，说是他的一个同学经常捡别人丢弃的食物来吃，自己也控制不了，这是不是严重的心理障碍？专家凭着自己的经验与直觉，认定这个同学所问的问题就是他自己的问题，因此就及时与学生工作部门进行了沟通。对于这种情况，辅导员虽然很着急，但还是感到无从下手。

又过了一段时间，另外一个学院来电话说，你们的一个学生撬开了他们院储藏室的门，用自己的锁把门锁上了，之所以知道是贵院的学生，是因为书上的名字。学院负责学生工作的老师立即赶到现场，现场的情景令他们大吃一惊，储藏室中间有两张长条桌，上面放满了琳琅满目、各式各样的残剩的食品，有剩余的面包、蛋糕、珍珠奶茶、小零食……还有一堆该学生自己的书。他把这里变成了自己的安乐窝了。为了达到教育和帮助学生的目的，老师用相机拍下了这一切。

又一次的谈话开始了，可能已经有所察觉的缘故，面对物证该学生痛哭流涕，承认撬锁是盗窃行为，但自己并没有偷东西，只是想找个清静的、无人打扰的地方，自己的一些行为没有人瞧得起，但自己又没有办法控制，所以不想见人。老师从帮助、教育学生的角度出发，让他不要惊慌，告诉他，你的问题不是道德问题而是心理问题。你应该以此为契机彻底治疗心理疾病。在老师的说服教育下，该同学同意接受心理治疗。

对于我们从事心理咨询与治疗工作的人来说，这种症状是什么当然知道，不过真正面对，还是第一次。所以，当他第一次来访时，还是以了解情况为主。

来访者来的时候，低着头，说话声音很低，满脸羞愧之色，一副犯错误的神情。

来访者："老师您大概已经都知道了吧，您以前有没有遇到过我这种情况？我的心理疾病是不是很严重啊？到底能不能治好啊？"说着就痛苦地哭了起来。

催眠师："许多人都存在心理问题，心理障碍也是各式各样的，只要有求治的愿望，说明症状并不是很严重，如果我们双方配合，心理障碍一定会有所改善的。"

为了建立良好的医患关系，打消来访者的种种顾虑，催眠师讲了一些心理治疗成功的例子，在交谈过程中来访者的情绪逐渐安定下来了，脸上露出了期待的神情。

来访者："反正我的情况你也基本知道了，我就全说出来吧！我就是爱捡别人扔掉的食品吃，不是因为经济问题。但每次做这种事就像是做贼，心里特别慌张，生怕同学发现。但是看到有这些东西不捡，心里就更加难受，我真的没有办法控制自己。我也觉得难为情，所以我不常与同学交往，我不敢面对大家。有时候我真的恨自己，甚至打自己耳光、用头撞墙，但是没有用……"

他说着说着眼泪又一次地流了出来。

催眠师："我们今天交流得很多，也交流得很好。今天的交谈在不知不觉中已经过去了一个多小时了，你应该感到庆幸，因为我们终于找到了解决问题的正确途径，接下来的事让我们共同努力吧。"于是约定了下次访谈的时间。

● 第一次催眠

在所约定的时间来访者按时到来。

来访者表示只要能够改变这一毛病，愿意接受任何形式的心理治疗，并一定会积极配合的。对此，催眠师感到很高兴，接下来的催眠暗示性测定结果也表明，这位来访者的受暗示性是比较高的，属于容易接受催眠的那一类人。

不过实际发生的情况却不是如此。第一次催眠引导做了二十多分钟，来访者仍然处于意识清醒状态。来访者非常着急，生怕由于不能接受催眠而不能治愈心理障碍。催眠师也感到这种情况有些意外。通过交谈，催眠师意识到，来访者由于求治心切，主动迎合催眠师的指令，自己关注并检查各种指令的操作，如当暗示其眼皮沉重时，他会自己检查是不是眼皮沉重了。这样做的结果是导致了注意力的分散，而注意力分散会直接影响催眠的效果。第一次催眠尽管没有成功，但是却找到了问题的根源，在作了一番安慰和指点以后，约定第二天同一时间继续作催眠治疗。

● **第二次催眠**

来访者："我回去以后反思了自己的心态，体会到自己的浮躁和急功近利，心理疾病不是一次两次就能够彻底治愈的，我想好了，不管多长时间，只要能够治愈我都会坚持的。所谓前途是光明的，道路是曲折的嘛。"

催眠师："你的想法非常好，催眠疗法在治疗每一个个案的时候都会有一些差异的，我们会根据不同的人采用不同的治疗方案。"

这一次的催眠引导程度为中等，出现了一系列相关表现，但对于外部世界的知觉没有完全消失，即意识没有完全让位于无意识。通过言语指示其放松，来访者很容易地就达到了最大的放松程度，即身体无法自我支撑，这时让其舒适地躺到催眠床上。

催眠师："你现在已经进入了催眠状态，并且全身都非常放松，整个身心都体验到一种愉快和松弛，在这种情境下我们来谈谈那个困扰你的问题，你愿意聊一聊吗？"

这时来访者平静的表情消失了，眼泪不停地滚落下来，一时难以停止。几分钟以后，情绪稍稍平静。

催眠师："你对于自己捡别人丢弃的食物来吃，自己有什么感觉吗？"

来访者："我感到很难为情，甚至无地自容。所以我尽量不与同学交往，我不敢面对他们，我经常是在宿舍同学还没有起床之前就离开了，等到熄灯以后才回到宿舍，我是离群索居的。但是学习上我绝不比他们差，现在能够给我一点安慰的也只有学习成绩了，我在班上成绩排名一般是前几名。"

这时来访者神情里流露出骄傲神色。可以看得出他的心思：要是我没有这种心理障碍该多好啊！

催眠师："你这么做的时候心里是怎么想的呢？"

来访者："每当看到一些同学生活上大手大脚，有些能够吃的食物随便丢弃，有些是剩下一点不吃完就扔掉，看到这些的时候我就感到十分可惜和痛心，就会不由自主地产生去捡来吃掉的念头。一方面可以不浪费东西了，另一方面也可以减少开支，减轻父母的负担。但事后又觉得这么做不好，不符合社会规范，但看到又要去做。"

催眠师："你第一次这么做大概是什么时候？"

来访者："是在上大学以后。一次上晚自习的时候，在我坐的位子的抽屉里有一包吃剩的饼干，几乎还有半包之多，我估计是别人不要的，但我不敢拿，生怕是别人忘记拿走的。我一直等到教室里的人都走了才把它放进书包。找了个没有人的地方把它吃掉了，心里既有些紧张，也有一些满足。"

催眠师："你上中学的时候没有这种机会吗？"

来访者："我上的是一所农村中学，同学们的家境都不富裕，吃饭的时候从来不剩，更没有多余的钱买零食，没有大学里的这些浪费现象。"

催眠师："当你吃这些捡来的食物时除了感到难为情，难道没有感到不卫生和恶心吗？"

来访者："没有，确实没有这种感觉。既能够减少浪费，又省了伙食费，我觉得没有什么不好，就是没有其他人这么做，觉得不好意思。"

催眠师："这一行为本身确实没有妨碍他人，也没有违背法律和道德。但是任何行为都存在一个社会接纳的问题，社会对人们扮演的角色均有着某种期待，这就形成了哪些行为是某种角色允许的，哪些是不允许的。当违背了角色期待就会受到社会排斥，产生严重的适应障碍。你捡丢弃食物来吃的动机无可厚非，但是行为本身是社会所不能接纳的，也不符合大学生角色期待。今天我们主要是弄清楚了这一行为的动机、产生的原因、心理感受等一些问题，你回去以后自我观察一下三天的情况，主要就行为发生的概率、自己的思想斗争等方面，下次来访时汇报。"接着唤醒来访者。

● **第三次催眠**

来访者："这几天我反复想了这些问题，尤其觉得与自己的身份不相符，我的行为的确会引起其他人的非议，但是到了实际当中就有些控制不住自己了，思想斗争特别激烈，能够听得到自己心跳的声音。这三天之中我还是忍不住地捡了一次别人扔掉的食品，吃掉以后特别后悔。觉得似乎有许多双眼睛在注视着自己，那天我在校园里转到十一点多钟才回宿舍，回宿舍上床之后一直睡不着。您能够帮助我彻底改变这些吗？"说这话时来访者眼睛里充满了泪水。

催眠师："放心吧，会治好的！只要我们共同努力。"

第三次催眠进入的时间很短，从程度上判断比上一次有所加深，但仍然达不到深度催眠，不过在这种状态下，治疗已经成为可能了。

催眠师："你对自己捡垃圾食物来吃的毛病不仅有了认识方面的提高，而且也非常想改变这一不良的习惯，这是非常可喜的。要改变这一毛病必须对垃圾食物产生厌恶感。现在我们通过显微镜来看看垃圾食物上面的细菌、别人留下的唾液，有些人可能还有传染病……你想一想你热衷的食物究竟有多脏。你现在身边随时可以拿到这些东西，看见了吗？"

来访者点点头，他已经产生了幻视现象。

催眠师问："你想去拿吗？"

来访者似乎有些迟疑，最终还是点点头，说："想。"

催眠师："如果想拿就去拿吧。在一个没有人发现的地方，你喝着别人剩下的半瓶酸奶。"这时来访者的神态充满一种满足感，似乎真的在享用着这一切。

几分钟过后催眠师暗示道："你刚才喝的酸奶是一个乙肝病人吃不了留在那里的，你感觉如何？"

来访者的神情里开始出现了紧张样子，并不由自主地恶心反胃起来，叫道："我要吐，我要吐……"

催眠师："痰盂在这儿，你可以吐。"

当时已经是下午四点多钟了，来访者并没有吐出什么东西，一直不停地用手抓着自己的喉咙，叫着："要吐，要吐。"

催眠师倒了一杯水对来访者说："你把这杯止吐药喝了会好一些的。"看着他喝了几口水以后，催眠师又说道："你刚才累了，现在休息一下吧。"

这时来访者表现出了如释重负的平静状态。大约十分钟以后，催眠师又开始与来访者对话："现在感觉如何？"

来访者："还可以，好像胃里还有些不舒服。"

催眠师："没有关系，很快就会好的。"

休息十多分钟以后继续进行催眠诱导。通过言语暗示让来访者置身于一个教室，这时晚自习已经结束教室里空无一人，但是课桌上及抽屉里有别人吃剩下的食品，有饼干、饮料……

催眠师："你现在就一个人在教室里，你会怎么办呢？你会去拿吗？"

来访者："我有点想拿，又怕有人看到。"

催眠师："如果肯定没有人看到你会拿吗？难道你不怕有传染病吗？"

来访者："我心里很想拿的，我吃过许多别人剩下的东西也没有得传染病，这种概率是很低的。"

我们原先是想通过厌恶疗法来解决来访者的问题的，现在看来，仅凭此还不能从根本上解决问题，还必须通过其他手段来消除这一障碍。具体说来，就是要挖掘出更深层次的心理原因。所以决定唤醒来访者。来访者被唤醒以后没有任何不适，约定下一次来访时间后结束本次治疗。

● **第四次催眠**

来访者："这几天不知为什么我看到别人剩下的食物总有一种反胃的感觉，但是内心还是忍不住想去捡，事实上我这几天还是能够自我控制的，并没有真正去捡。"

催眠师："这很好，说明有进步。但是良好行为的产生还是有点痛苦的，没有完全成为自觉的行为，我们今天继续治疗，不仅要巩固疗效还要有所进展。"

这次催眠程度在前次基础上有所加深，基本达到深度催眠的程度。本次催眠治疗的目的是探寻捡垃圾食品的深层次动机，也就是所谓的无意识症结。

催眠师："在前几次催眠治疗的基础上，我们今天主要想弄清楚你捡这些垃圾食品为什么不嫌脏的问题。你现在能结合你的成长经历来谈谈这是为什么吗？"

催眠师："现在时光在倒退，你可以充分回想起与此相关的一切。"

来访者："我生长在农村，兄弟姐妹好几个，全家只有父亲做临时工拿一份微薄的工资，家庭生活非常艰难，我们家一年到头几乎很少吃荤菜。父亲工作的单位有一个炊事员知道我们家孩子多，生活艰难，经常把单位宴请吃剩下的菜让父亲带回家来。每当看到父亲带菜回来，我们兄妹几个就如同过年一般。我们也知道这是别人剩下的，但是一点也没有感到脏，我经常想这些剩菜不吃掉多可惜啊。"

催眠师："所以你到大学以后看到别人吃剩下的食品同样也有这种感觉是吗？"

来访者点点头，说道："我确实没有嫌脏，只是大家都不这么做，有些难为情罢了。再说我觉得这些并没有妨碍别人。"

催眠师："童年时不得已的行为，变成现在自觉的行为，是错误的观念在支配着你，比如说你的卫生观念，你的社会适应，自我形象塑造等，实际上你并不是不懂这一切，只是理智敌不过非理智罢了。也就是从小都是在吃别人剩下的东西，这种东西给你带来了无限的幸福感，因此就作为情结在意识层面固定下来了。你也知道这些行为是不当的，所以你避开别人，但是过去的幸福体验作为一种动机推动着你的行为，你现在并不是因为生活所迫去捡别人吃剩下的食品，而完全是为了满足或者重新体验当年的幸福感，也许这是童年给你留下的烙印，它已经深深地扎根于无意识，并支配着你的意识行为。你同意我的分析吗？"

来访者："老师的分析很深刻，我自己这么去做，但是从来没有分析过这种行为的动机。经常是不做难过，感到浑身不自在，做了又后悔，又在谴责自己。我活得很难过、很不自在，请老师相信我一定会改变这种行为的。"

唤醒来访者以后这次催眠结束。

继这次催眠之后又做了两次厌恶疗法的催眠以巩固效果。以后一年多的追踪随访表明：来访者没有再次发生过该行为，甚至连此类动机都没有产生过。

● **催眠师的体会**

这是一例由童年期的满足体验而产生不当行为的心理障碍。来访者求助不完全出于自觉的动机，是一种不得已的勉强行为。来访者私自撬开学院储藏室的锁存放捡来的垃圾食品，这一行为已经触犯了校规校纪，如果不承认自己是心理障碍所致必然会被学院处分，在此情况下的求助，来访者的心态是矛盾的。第一次催眠没有成功，其实是来访者无意识层面的阻抗作用，当其意识层面愿意接受治疗的同时，无意识的阻抗并没有消除。因为童年时吃到别人吃剩下的食品着实是一种极大的享受，这种满足的体验已经进入了来访者的无意识，为了体验到这种情感，所以来访者会不顾社会舆论和个人形象作出完全不符合个人身份的行为。

催眠治疗中使用了厌恶疗法，尽管当时也能够产生恶心、反胃的感觉，甚至呕吐，但是催眠醒来之后在实际生活中疗效并不理想。来访者还是想去捡别人吃剩下的食品，这种动机并没有完全消除，显然单纯的厌恶疗法并不能化解无意识层面的情感满足。所以结合认知疗法，设法在催眠过程中把无意识中的情结挖出来，这就是童年根深蒂固的满足体验，为了经常体验满足的情感，社会评价、自我形象、卫生状况等可以全然让位，这一切不是意识在起作用，而是受制于无意识。可见无意识动机的消除不是简单运用行为疗法的过程，尤其是那些能够满足无意识欲望的动机，必须像对待意识活动那样做充分的解释和分析。

2. 撩拨心弦的异样诱惑

人间百态，宛如一个巨大的万花筒，形形色色，光怪陆离。

你听说过恋物癖吗？恋物癖是一种通过与异性穿戴与佩带的服饰或与异性非性感部位相接触，并以此作为偏爱方式或唯一方式而引起性兴奋的达到性满足的性变异。

傅安球先生在《实用心理异常诊断矫治手册》一书中，对恋物癖的临床表现作了以下描述：恋物癖常起始于青少年的青春发育期，几乎都是男性。其临床表现主要是通过抚弄或嗅咬异性的贴身用物而引起性兴奋和达到性满足。贴身用物主要有内衣、内裤、乳罩、月经带、丝袜、头巾以及胭脂、唇膏等，有时候也可以把正常的性行为置于次要地位或不顾，而把异性身上的非性感部位作为性活动的对象以引起性兴奋和达到性满足。所谓非性感部位是指平时一般不会引起性联想的部位，如足、头发等。恋物癖者常费很大的精力去搜集所恋的物品，并将其珍藏起来。搜集的手段除买以外，更多的则是偷捡或偷盗。例如偷捡异性废弃的乳罩、偷盗异性晾晒的内裤、偷剪异性的发辫等。恋物癖者在玩弄这些异性物品时，常发生手淫。

在常人看来，这种嗜好不可思议也不可理喻。但对那些恋物癖者而言，那种兴奋与满足程度既难以名状又不可替代。请看台湾王溢嘉先生在《变态心理揭秘》一书中记录的案例：

Z君觉得女人身上最让他着迷的地方是她们的小腿和脚，特别是如果女人能用脚踩在他身上，他觉得这是人生中最幸福、最甜美的时刻。

这种嗜好来自他少年时代的一次偶然经验。

当他14岁时，经常去拜访一位年长的朋友。这位友人有一个双十年华、长得如花似玉的女儿。Z君在这位朋友家中，喜欢宾至如归地躺在壁炉前面的地毯上取暖。

有一天晚上，当他像往常一样躺在地毯上时，朋友的女儿想到壁炉架上拿点东西。她开玩笑地从他身上跨过去，说要让他看看"稻草会有什么感觉"，一边说着一边撩起裙子，伸出一只脚，空悬在壁炉的火上烤。这个举动让血气方刚的Z君极为激动，他忍不住伸手抱住对方的脚，将它按在自己的性器上。

　　朋友的女儿不知是有意还是无意，竟将全身的重量都放在那只脚上，重重地踩住他的下体，结果让他兴奋得射出精来。

　　此后，他们即经常玩这种"游戏"：Z君躺在地毯上，朋友的女儿则将脚踩在他身上，先是在他的胸前的肋骨架及胃部来回移动撩拨，Z君在逐渐高涨的兴奋中，忍不住抓住她的脚，于是她将脚下移，踩在他的下体上。

　　Z君并没有说朋友的女儿在这种游戏中是否达到性高潮，但她显然也产生了某种性兴奋，因为他说当时她"眼睛发亮、双颊泛红、朱唇颤抖"。

　　女人的小腿和脚让Z君痴迷，而且希望女人用那可爱的脚踩在他身上，这种奇特的性癖好显然是来自他和朋友女儿的这种特殊游戏。

　　这种性偏好虽然奇特并变态，但也不是绝无仅有。据说网上就有同有此好者的俱乐部。在我们的治疗实践中，也有这样的案例。

　　那是在一个早春的下午，来访者主动来到心理咨询中心，似乎有些难言之隐，想说又不想说的模样。经过一番鼓励和劝导，来访者才开始讲述自己的痛苦和经历。他说他已经好几次走到这个门口了，可又因缺乏勇气而却步。今天，他终于鼓足勇气走了进来。他非常渴望得到帮助，但又不知道心理咨询能否使他有一个根本性的改观。

催眠师："我们不是江湖医生，不敢说也不会说能够包治百病。但我们自信，到我们这里来，情况只会变好，不会变坏。"

显然，来访者因为我们的这番话而变得安心多了。

催眠师："你能谈谈自己有什么麻烦吗？" 看到来访者犹豫的脸色，催眠师接着说："我们一定要有真实的信息，否则我们的努力会走入误区。"

顾虑消除之后，来访者开始敞开心扉。他说："我有严重的心理问题，为此也找过不少心理学和精神病学的书来看，懂得这叫恋物癖，是一种变态行为。然而，自己就如同瘾君子那样，不犯毒瘾的时候非常痛恨自己的行为，曾经无数次地发誓'这是最后一次'。但到了那种场合就无法控制自己，就像是着了魔一样，非要得到它不可。事实上每次也都是得手的，而做完以后又非常痛苦和自责，有将近十年时间了，一直在这种自慰的满足和自责的痛苦中度过的，我对自己根本不敢有什么期望，像行尸走肉一般地活着。上学期我交了一个女朋友，开始的时候这种恋物症状似乎减轻了，也很少有这种冲动的意向，我对自己慢慢又开始有信心了，经常参加一些课外活动和体育锻炼。可是好景不长，这学期这种冲动和欲望又变得强烈起来，事实上也发生过几次恋物自慰。女友已经开始有所察觉，她人很好也很善解人意，不止一次地让我找心理医生，鼓励我走出困境，说不管发生了什么她都会与我共同面对的，所以我今天才鼓足勇气走进了心理咨询中心。"

在与来访者的进一步交谈过程中发现，他的恋物症状已经有近十年的历史，开始于青春发育期，来访者始终是在满足和自责交替的矛盾中经历这一切的，自己也曾经想过或按照书本上的一些方法试图戒除恶习，但效果甚微。我们认为，对于这种症状，催眠疗法可能效果会好一些。在征得来访者的意见后决定采用催眠疗法。

● **第一次催眠**

来访者来到心理咨询中心后，经过暗示性检查，来访者具有很高的受暗示性，故采用了最为常用的凝视催眠法。具体的方法是，让来访者全神贯注、集中精力凝视着会发光的或能反射光的物体，同时予以暗示与诱导，使其进入催眠状态。会发光或能反射光的物体很多，譬如，钢笔套、手电筒等均可，只要是能产生光或反射光就行了，所以对客观条件的要求并不高。

施术过程是这样的。

首先，让来访者坐在椅子上，做几次深呼吸。最好是腹式呼吸。这样可以使心情稳定下来。

然后，催眠师再下达指令："眼皮轻轻地闭起来，使你自己感到非常舒服。再继续用腹部慢慢地做深呼吸运动。这样一来，身体的紧张感、不安感就会渐渐消失，全身的气力也会渐渐消失……"

当来访者做了数次深呼吸运动后，催眠师再对受术者下达指令："请你慢慢地睁开眼睛，愈慢愈好，然后集中全部精神凝视着反光物，在凝视期间，你会觉得眼皮很沉重，愈来愈沉重，而且全身气力皆无。你体验到没有？你现在已经全身无力了，眼皮也快要合起来了，你感到很舒服。请继续凝视该物体，继续体验这种舒服的感觉……"

说完以后，将手中的发光物（手电筒）举起来，使对方的视线跟着移动，然后再告诉他："你的眼皮就要合起来了，全身的力气也逐渐要消失了。但我要求你还要继续凝视发光物……你现在的心情变得非常轻松愉快，身体感觉很舒服。从现在起，我从一数到十，当我数到十的时候，你的眼睛将再也睁不开了，你全身的气力将会完全消失，你将完全进入催眠状态，现在我开始数数……"

不到 20 分钟的时间，来访者逐渐进入了中度催眠状态，治疗工作由此正式开始。第一步的事情当然是深入了解其病状及成因。

催眠师："现在你已经很放松了，也没有任何的顾忌，请你说说你有关恋物的一切情况，请注意，你说的任何事情都是有意义的。"

来访者："我的问题是恋物，主要是恋年轻女性的袜子，对其年龄、相貌及其袜子的颜色还有特别的要求，而且最好是穿过的留有臭味的袜子。但有三类人的袜子不要，一是我母亲的袜子，二是我女友的袜子，三是男性的臭袜子。当得不到想要的袜子时，也会退而求其次拿别人晾晒在外面的干净袜子。平时口袋里一般随时能够掏出几双袜子，我用这些袜子手淫，把精液射到袜子里，达到自慰的目的，有时会把弄脏的袜子还挂在原来的地方。"

来访者在催眠过程中讲述这一切时并没有感觉到内疚、不安，反而有一种得意之感。反复描述其喜欢的袜子，仿佛是在欣赏艺术品一般。

来访者："我最喜欢的是带一点绿色的袜子，穿在娇小的脚上简直是珍贵的艺术品，用这样的袜子自慰才能达到绝对的高潮。"说此话时来访者脸上露出无比陶醉的神色。

催眠师："谢谢你的配合！我还想知道的是，世界上的任何事情都有着因果关系，你为什么喜欢年轻女性的袜子？而且对袜子的颜色还有特别的要求？这其中一定有原因，一定是发生过一件什么事情。现在你回忆一下，到底发生过什么事？你能回忆起来，一定能，现在你就开始回忆。"

来访者的眼睛尽管闭着，但还是能察觉他的眼球在不停地转动，沉默了数分钟以后他说道："我想起初中时候的一件事情，一次我母亲和家里的亲戚坐在客厅里打牌，我坐在小凳子上偶然间看到舅妈脚上穿着的袜子，这使我的心一下子怦怦乱跳，我当时简直是无法控制自己，恨不得立刻得到舅妈脚上的袜子，有一种血往上涌的感觉，身体有一种膨胀感，我无所适从，又怕被大人看出来，只能到厕所进行了一次自慰，自慰的时候我是想象着手里拿着舅妈的袜子进行的，那种感觉真的是爽。"

至此，催眠师认为已经找到了变态行为的早期根源，而且是第一次催眠就达到了这样的效果，欣慰感油然而生。在要求来访者忘记催眠过程中发生的一切之后，结束了这次催眠施术。来访者清醒后自述有一种心胸开阔的感觉，似乎一切都在按预想的治疗思路在进行。

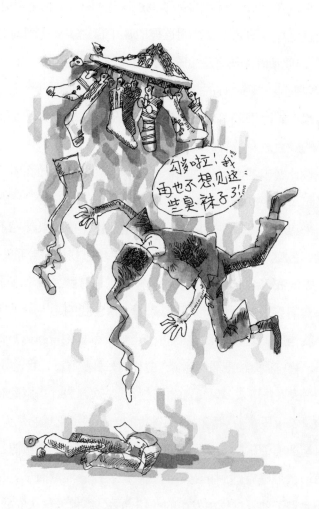

● **第二次催眠**

　　由于这位来访者具有很好的受暗示性，而且主观上也很配合，第二次催眠进入状态是一件很轻松的事。一般说来，解决此类症状的方法有两种，用得较多的是厌恶疗法。具体操作是，当患者出现偷盗晾晒的异性物品冲动时，立即闭上眼睛进行惩罚性想象。如想象自己当场被人抓获而羞愧难忍、身败名裂的情景，使想象产生的惩罚性刺激同偷盗异性物品的冲动结合起来，导致对这种冲动的惩罚性体验，从而抑制和消除这种异常的冲动。也可采用将其恋物癖行为与厌恶刺激结合形成条件反射的方法。如在异性物品上涂上苦味、辣味等刺激性极强的物质，以使患者嗅咬这些物品的反常恋物癖行为与厌恶体验结合起来而产生对恋物癖行为的厌恶感。

　　另一种方式叫作"负性实践疗法"。也就是在他们玩弄搜集来的异性物品时，在规定的较长时间内不得停止玩弄，即强迫他们不断重复这种随着欣赏时间的延长而越来越变得无聊的行为，使之产生精神负担和进行自我惩罚，从而使原先欣赏异性物品时伴有的欣慰情绪逐渐内化为厌倦情绪，以最终抑制恋物癖行为。

　　应当说，在催眠状态下进行上述方式的治疗，无论是进入状态还是最终效果，都要比清醒状态时好得多。对这一点，我们是有信心的。对于这位来访者，我们选择了厌恶疗法。

　　具体操作过程是这样的。

　　在催眠过程中让其产生联想，当他想要得到其喜欢的袜子时，马上命令他想起三类自己不想要的袜子，即母亲、女友、同宿舍同学的袜子。通过催眠过程中的想象，使来访者想象他所喜欢的袜子，这种想象在催眠过程中是非常容易的，并使其保持这种想象，享受所恋之物给他带来的愉快，数分钟以后通过言语引导使其感觉到这些袜子变成了男性的臭袜子。要求来访者把厌恶的袜子拿起来闻，没有停下的指令不能停止，催眠师在一旁反复渲染男性的袜子如何如何的奇臭无比，令人作呕。这时来访者脸上露出痛苦的神色，并作呕吐状，此时令其停止。这样的厌恶治疗连续三次，第二次催眠结束。约定一周以后同一时间继续治疗。

● **第三次催眠**

第三次催眠进行之前，来访者汇报了一周的基本情况。这一周比前一段时间好一些了，当然也有过两次，但是满足的感受程度降低了，会联想到室友臭袜子的味道，这时冲动就没有那么强烈了。

第三次催眠继续采用厌恶疗法，当令其真正呕吐之后，又让其联想这是母亲和女友的袜子，强烈的伦理意识同样能够平息恋物的冲动。催眠结束之后，来访者从上衣口袋里拿出了一双非常喜欢的袜子，把它扔到垃圾桶内，自己说现在对这一双珍藏已久的袜子一点感觉也没有了，上次曾经有扔掉的想法，但还是没有舍得扔。可以感觉到来访者情绪很好，开始谈论自己喜欢的乐器和歌曲，他说现在已经和过去告别了，将会重新做人，着重自我约束。

● **第四次催眠**

当来访者来到心理咨询中心后，还没有开始催眠的时候，发生了一件偶然的事件。

一位年龄三十多岁的女教师走了进来，她是来拿一个资料的。此人身材苗条，脚上穿着一双淡绿色的短袜，腿部修长。这时正在谈话的来访者目光死死地盯住了这个女教师的脚，脸色变得潮红，呼吸开始急促，人也从座位上站立了起来，两只手不停地搓着，在室内来来回回地绕着圈，像正在压抑着什么。等到那位女教师离开之后，来访者迫不及待地掏出烟来，颤抖地点了几次才点着，在猛吸了几口烟之后说道："老师你知道我刚才是什么感觉吗？我想你大概也觉察到了一些吧，刚才我感到我不是自己，似乎有一种巨大的冲动在支配着自己，那个女老师脚上穿的袜子莫名其妙地引起了我强烈的冲动，我拼命想得到它，至少让我能够去摸一摸，那袜子真的太美了，人也美，那袜子穿在那样的人的脚上简直可以说是艺术品，太完美了。今天要不是在这个地方，我一定会想方设法得到它的。"

来访者沉浸在自我体验之中，并没有感觉到任何自责和惭愧。等到一支烟吸完之后，来访者似乎觉察到了什么似的，不好意思地笑着："老师，不好意思，刚才好像戒掉的烟瘾又犯了那样，让您见笑了，看样子我还没有治愈呢。"

看到此情此景，我们也意识到来访者的问题离完全解决还有很大的距离。进一步的治疗肯定是必需的，问题是从哪里下手。继续采用厌恶疗法？会有用吗？是不是应该寻找新的突破口？

看来，有必要把他引入更深的催眠状态，进一步挖掘他无意识中的痼结。主意既定，便付诸实施。经过20多分钟的努力，我们把他导入到了深度催眠状态。经催眠状态测查，证实他已进入深催眠状态。

催眠师："你刚才经历了一次强烈的恋物冲动，使自己感到难以克制，为什么在前两次催眠已经有了很大好转的基础上，又一次体验了此种恋物冲动呢，你为什么对那位女教师的袜子有着如此强烈的欲望呢？请打开无意识的闸门，进行一番搜寻吧。"

来访者："刚才那位女老师和我舅妈当年的年纪相仿，而且脚上穿的袜子也很相像，所以我一下子又控制不住了。我也不知道对女人的袜子为什么像着了魔似的，我对女人其他的部位其实并没有太大的兴趣，当然我也没有拒绝谈恋爱，从内心来说只是大学生活太寂寞找个伴罢了。我既痛恨自己的行为，但到了那种时候又无法控制，也不知道怎么办才好。"

催眠师："恋物满足最初的情结能够挖掘出来，对你症状的解除会有作用的。现在你循着心灵的时间隧道向纵深走去，这隧道很长，你慢慢向前走，到了应该停下来的时候会自动停下来的。"

来访者这时在做着心灵的探险，几分钟过去了，他说："好像前面有一道门，路被封死了，我过不去。"

催眠师："如果此处不是你的目的地，就想办法穿越这道门。"

突然来访者叫了起来："我怎么看到自己啊！"

催眠师："很好！你看到自己是个什么样，请告诉我。"

来访者："我穿着清朝的官服。"

催眠师："你穿着清朝的官服在干什么？"

来访者："看不清楚周围的东西，我没有干什么，只是站着。噢，我身边还有一个女人，也穿着清朝的服装。"

催眠师："她是什么人？"

来访者："不知道，她不是我老婆，现在我和她是在床上，我欣赏着她的脚，像艺术品似的把玩着，闻着那带有异味的脚，感觉到一阵冲动，这时看到她那脱下来的袜子就把精液射到了袜子里，似乎比哪一次的感觉都好，我和她就这么做爱，她的脚似乎比她的人更有魅力。"

来访者的信息提取是断续的，画面式的，很难理清一条主线，带有跳跃性，只是讲到不断和此女人缠绵。

来访者："我所喜欢的做爱方式她不满意，最后是她用刀捅死了我，我在做爱已经筋疲力尽的情况下被那个娘们整死的，我现在好像是在看电影，看有自己表演的电影。"

催眠师："你死了又去了哪里"？

来访者："我现在是国民党军官，还是和一个女人在一起，她也是一个军人。我还是喜欢用她脚的味道刺激性欲，我向她要她的脏袜子放在自己的口袋里，经常用来自慰，所以她骂我是性变态，我并不在意这一切，后来这个女人再也不愿和我在一起了，我也不知道她去了哪里。"

太玄乎了！竟然追寻到他的"前世"。

催眠师："好的，不管怎么说，至少你自己已经找到问题的根源并释放出来了。根据弗洛伊德的理论，找到了根源并加以释放，问题就解决了一大半。今天你已经做到了这一点。非常好！"

在此之后又有过两次催眠施术，主要是强化厌恶训练。过后，从来访者的电话和短信的反馈中得知，其恋物冲动的次数和强度均大为降低，偶尔也会产生冲动，但自己的理智可以驾驭这一切。应当说，治疗基本上是成功的，但不是完全成功的，可能与没找到真正原因有关。

● **催眠师的体会**

这一案例中最突出的一点就是在催眠状态中，来访者在挖掘自身心理问题的根源时，所找到的缘由不是童年期的心理创伤，而是来自"前世"的"孽债"。这一现象，我们该如何解释呢？

宗教中有关于"前世""来生"的说法，而且前世来生的性格、行为有传承、因袭的关联。例如，佛教理论中就有一种说法，那就是一个人累生累劫所造成的"业"，会以习性形式显示出来。我们不相信"轮回"，自然不认为这是一种很好的解读方式。

有关"前世"记忆的报道，倒也散见于媒体之中。英国有家报纸曾报道过这么一件事。说有个孩子坚决不认他的母亲，总是说他的母亲另有其人，并有名有姓。还能说出他的家是在什么地方，房子是什么样子、什么颜色。后经实地考察果然如此。对这种报道，我们是将信将疑，疑多于信。

不过，确实有不少人利用催眠术帮助他人回忆"前世"。据说成功率还挺高。对这个问题怎么看呢？荷兰心理学家认为：并不是催眠术真的帮助别人回忆起了"前世"，而是受术者在催眠状态产生了幻觉、错觉，即所谓"恍如隔世"。我们赞同这种观念，并认为，所谓看到"前世"，应该是在深度催眠状态中表现出来的幻视、幻听、幻嗅……这种幻觉可能还在掩饰着什么无法回想起的情结。在催眠术状态中，真实世界与幻想世界交织在一起，不停地切换是常有的事。简单说吧，不能把处于深度催眠状态的受术者的"所见所闻"都当真。对此，我们要有清醒的、理性的认识。

从治疗的角度来讲，在实在追寻不到受术者潜意识中的真实情结之时，就把幻觉当成真实事件来解释，只要受术者的意识与无意识能够接受，也是一种可行的选择。

3. 重振雄风竟是举手之劳

生活中有一种常见病，那就是男性性功能障碍。这种人可能长得高高大大的，其他任何一个方面都没有问题，可到了床上，就疲软了。不仅不能享受鱼水之欢，而且对其男性自尊心的打击，更是令人难以承受。从专业角度看，男性性功能障碍主要是指不能成功地进行正常的性交活动。其表现形式大致分

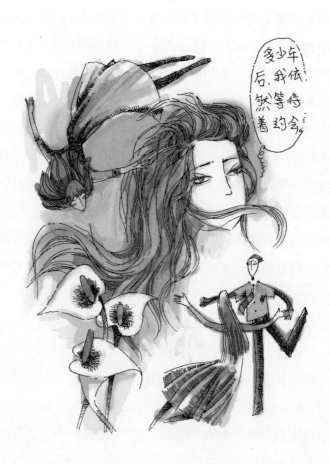

为三种，即"阳痿""早泄""射精困难"。

阳痿是指性交时阴茎不能勃起或虽能勃起但举而不坚，不能完成或维持性交。早泄是指性交时男性射精过于提早，甚至是在进入阴道之前就已射精。射精困难是指性交时射精延迟或不能射精。这三种性功能障碍在成年男性中较为常见，尤以前两种障碍居多。

专家们指出：这三种性功能障碍的引发原因可以分为两大类，即生理上的（或曰器质性的）和心理上的（或曰精神性的）。人们往往认为这类功能障碍都是生理上的原因，每每想以打针、吃药的方式来解决这些问题。其实，这类功能障碍的大部分引发因素是心理上的。据统计，由心理因素所致的阳痿占阳痿患者的80%~90%，早泄患者中心理因素所占的比例也大致相同。由此可见，对于性功能障碍来说，心理因素是致病的主要原因。

临床治疗学家们发现：紧张、抑郁、焦虑、自卑、内疚、疑心、害怕对方怀孕、害怕染上性病、儿童期的精神创伤、长期的手淫习惯以及由此而招致的愧疚感、缺乏性知识、错误的性观念、夫妻关系不融洽、因先前性交失败而背上的心理包袱等，都可能使男子产生这样或那样的性功能障碍。显而易见，由上述因素所造成的性功能障碍，靠药物治疗是难以奏效的。不唯如此，长期药物治疗而无好转者会背上更加沉重的心理包袱，会使原先的障碍愈发严重。

有关心理因素导致性功能障碍的事例，台湾学者王溢嘉先生在其所著《变态心理揭秘》一书中记载了这么一个生动的案例：

一个中年男子，在将屋子重新装修后，却发生了一件怪事，他变得性无能了。

每当他躺在焕然一新的卧室里想和妻子燕好时，心里即会莫名其妙地产生一种焦虑不安的感觉，而使他无法勃起。

为了"试验"自己的性能力，他背着太太偷偷到外面找别的女人，结果"证明"没有问题。难道是自己对太太失去"性趣"不成？答案似乎是否定的，因为他有几次和太太出外旅行，住在旅馆里，在旅馆的床上，他又变得生龙活虎，一点毛病也没有。

但以旅行来治疗性无能，在时间和金钱上都是不可能的，所以他去找精神科医生。几年的精神分析后，医师和他共同挖掘出不少童年时代的往事，医师告诉他，他的性无能是来自未解决的"俄狄浦斯情结"（恋母情结）。这个解释也许满足了医师本身的理论癖，但对他的性无能的改善却少有助益。因为在家面对太太时，他还是欲振乏力。

最后，他转而去找一位行为学派的心理学家。这个心理学家也追问病人的过去，不过他的着眼点和精神分析学家不同，他注意到病人有过的一件特殊往事：

原来患者在青年时代，曾和一个有夫之妇发生性关系。有一次，两人正在床上浓情蜜意、翻云覆雨时，那位女士的丈夫突然撞进来，捉奸在床。结果他被那位女士的丈夫狠狠地修理了一顿。他自知理亏而没有还手，在被殴辱后他感到极不舒服，但只是把头靠在墙壁上，两眼呆呆地望着墙壁。

这是一种非常特殊的经验。心理学家问他当时"看到的是什么"，他说自己呆呆地望着的是"墙上的壁纸"，而且好像看了很久。

心理学家要他回想当时墙上壁纸的颜色和图案，结果发现，病人现在和他太太卧室所贴的壁纸，与当年他被捉奸而受殴辱的房间壁纸非常类似。

至此，心理学家终于为他的性无能找到了"情境性的因素"——也就是他们现在卧室里的壁纸。壁纸才是让他感到焦虑不安，进而欲振乏力的罪魁祸首。这也可以说明为什么当他和太太在别的地方做爱时，就不会有性无能的现象。

心理学家给他的处方相当简单：更换卧室的壁纸。结果，病人的性无能不药而愈，而且婚姻适应及其行为也都获得了改善。

总之，心病还需心药医。对于器质性原因引发的性功能障碍，则应以药物或手术治疗为主，辅之以心理调整。对于心因性原因引发的性功能障碍，则应以心理疗法为主，方能收到良好的效果。为解除性功能障碍者的疾苦，使人们都能过上正常、愉快的性生活，临床心理治疗学家们创造了多种多样的心理治疗方法，而催眠疗法在其中独树一帜，效果良好，尤其是与其他心理治疗方法结合使用时更是如此。

在我们的催眠治疗实践中，也有过治愈心因性性功能障碍的案例。

有一天，一对经朋友介绍而来的三十多岁的夫妻来到我们这里。看得出来，妻子是很急切地希望能从我们这里得到帮助，而丈夫则是十分不情愿地跟随其后。这种情况，我们见多了，也是能够理解的，任何一个男人都对这样的疾病羞于启齿。

妻子倒是挺大方的，简单寒暄以后，便述说起丈夫的病情。

她说："我丈夫阳痿已有两年多时间了，我们看了不少医院，也试过各种偏方，但都不见效果。后来医生也告诉我们，在他身上查不出器质性的病变，可能是由心因性的原因造成的，建议我们去看心理医生。我们也试过几个心理医生，似乎有一些改观，但总是不能出现根本性的好转。听说催眠术能治好阳痿，我们就找到这里来了，真希望你们能帮帮我们，治疗费用不是问题，只是希望能好，能快点好！"

催眠师："能问问你们这种情况是从什么时候开始的吗？是一结婚就发现这个问题，还是后来才有的？"

来访者的妻子："不！不！不！刚结婚时很好，我们很和谐，也有了一个可爱的女儿。这是近两三年才发生的事。"

催眠师："我有一个要求，不知能否满足，可以由您（指着男士）来回答我的问题吗？"

来访者："是她要来的，你问她好了，我觉得我的病是治不好了。"

这话让催眠师差点下不来台。当然，职业道德与职业规范使我们不可能与病人争吵起来。

催眠师："您还没有治疗呢，怎么知道治不好呢？"

来访者："我已经不知道去过多少地方，试过多少种方法，到最后都是白费劲，瞎折腾钱。"

催眠师："可你试过催眠术吗？"

来访者："没有！可我不相信药物治不好的病，你说几句话就能治好。"

催眠师："我可以肯定地告诉你，催眠术不一定就能解决你的问题，但催眠术肯定有治愈像你一样的病人的先例，而且不是一个两个。"

来访者："是真的吗？"从他的眼神里看得出来，他还是不相信，但已经有了松动。

这时，不能急于施术，而应当减缓他的不信任与抗拒的心理。

催眠师："这样吧，我先向你介绍一个个案，这是美国心理学家阿德莱德·布赖在其《行为心理学入门》一书中所记载的一则个案，真实性不用怀疑，你看看是否有参考价值。"

S先生，40岁，是个会计师。为了医治阳痿，一开始他去找精神分析学家求助。当得知治疗过程可能会拖上两年时，他便求助于一位行为治疗学家，因为他说不能让他所爱的女人等这么漫长的时间。

治疗学家通过 9 次面谈弄清了患者的病史。在青春期，他常常手淫，并且也听说手淫会导致阳痿。22 岁时，他有了一个女朋友。他与她互相爱抚，直到进入性高潮。但是，当他发现自己射精的时间越来越快时，他开始有些担心了。尤其是当他的一个叔叔告诉他，这就算是"部分阳痿"时，他对此就愈加关注。在他最终说服了女朋友与他交欢时，结果他却早泄了。没隔多久，女朋友便跟他告吹。

这之后，他又与人发生过性关系，仍然早泄。后来，在 29 岁时，他结了婚。这段婚姻持续了 9 年，但自始至终充满了风暴，几乎都是因为 S 君在床笫之乐之前便早早泄精。

与妻子离异之后，S 先生与一个有夫之妇保持了长达 4 个月令人满意的性关系。随后，他患了流感。病快痊愈时，这女人来看他。但使他颓丧的是，他第一次发现自己无论在欲望还是在勃起方面都不行了。在随后的几年里，由于阳痿或早泄，他想和女人发生性关系的行为都一一失败。

在他寻求医治阳痿的前一年，他爱上了一个和他在同一个办公室里工作的 24 岁的女人，她也给了他爱情上的回应。但在他们同房时，S 先生又早泄了。尽管这样，"他还是设法与她勉强进行了性交"。S 先生有 6 个月都没再试图和她再行房事。

后来，在她外出度假之前，他试着又一次跟她同房，但仍早泄了。在她外出期间，S 先生曾分别与另外两个女人发生过男女关系，但连勃起都达不到。绝望之下，他去找一位精神病医生帮他治疗。医生给他注射了大剂量的睾丸甾酮，但这次治疗证明是无益的，因为当他的心上人归来后，他与她再次尝试又告失败。于是，可以理解，她的激情开始冷却下来。这时候，他转而寻求行为治疗法。

从第十次诊视开始，治疗学家向 S 先生解释了交互抑制的原理，并教他学会深度放松的技巧，还劝他对性交要采取轻松的态度，而且告诉他，除非事先已感到阴茎有力地勃起，他不得使自己强行性交，并且，他不应该一味地去追求达到某种预想的性交快感。

在对他进行第十二次诊视时，治疗学家对他施行催眠术，让他尽可能地深度放松。然后，让他去想象自己正和心爱的女人同床共枕。遗憾的是，这位治疗学家的报告没有披露这次诊视所显示的结果，他所介绍的情况就到此为止。

但是在第十四次诊视中，S 先生证实了整个治疗是成功的。他说，他与女朋友已经成功地进行了两次性交。第一次他有点早泄，但第二次他勃起得很好。事情的转机使 S 先生异常兴奋，他与这个女人结了婚，婚后的第三天，他报告，他和新娘在这两天晚上都同时达到了性高潮。

接下来的 6 周里，S 先生在治疗学家的指导下，进一步巩固疗效——只有一次因早泄而失败，那是因为他违背当时的愿望而迫使自己去性交，经过 23 次诊视，治疗结束了。从开始治疗算起，一共刚好 3 个月的时间。随后五年半的跟踪调查显示，S 先生对自己的性生活非常满意。

来访者听得很专注，他似乎看到了一线希望。然后，他喃喃地说："这可能吗？"

催眠师："不仅是科学的、可能的，而且我们认为这个案例中治疗的周期还长了点，完全可以缩短这个周期。"

来访者的妻子："我们想试试，一定得试试！"

来访者："不，我不想试。"听得出来，虽然是拒绝，但语气并不那么坚决。给我们传递的信息是：他看到了希望，却又害怕希望再一次破灭而带来又一次的打击。他的心灵因屡受伤害而变得十分脆弱了。另外，根据我们的观察，这位来访者是个性格内向的人，这可不是催眠术的易感人群。做这个人的治疗肯定会有一定的难度。不过这也更具挑战性！催眠师心中暗自立誓，一定要拿下这个病人。

催眠师："我看不如这样，既然来了，就这么走也不合适，做一做放松训练如何？它一定会让你感到非常舒服，而且不会对你构成任何伤害。"

来访者表示同意。

实际上，我们对来访者是在施行躯体放松法。躯体放松法意指受术者根据催眠师的指令通过躯体的放松进入催眠状态的方法。不过我们的目的并不是（估计也不可能）第一次就能把他导入催眠状态，只是想让他体验一下放松的乐趣，为正式催眠做准备。不过，这也应算作第一次催眠吧。

● **第一次催眠**

催眠师："放松是一项技术，这种技术绝非人人生而有之。尤其是那些感受性较低的人以及智力偏低、知识贫乏的人，往往很难放松，甚至对什么是放松都不甚了然。看得出来，你是位白领，所以从能力的角度讲，你掌握放松技术是没有问题的。"

这种鼓励，也是一种有力的暗示。

催眠师："现在你攥紧拳头，使劲！再使劲！好的，非常好！现在你把攥紧的拳头一点一点地松开，慢一点，愈慢愈好。你体验攥紧的拳头一点一点松开后的舒服的感觉。"

催眠师："明白了吧，这就是放松。"

来访者："明白了。"

催眠师："好的，现在你以自己感到最为舒适的姿势静静地躺在沙发上，将手表、皮带、领带除去。"

静躺几分钟后，催眠师开始下达放松指令。具体步骤是：

催眠师："现在我要求你眼皮放松，眼皮再放松……看得出来，你已经放松了，但我要求你继续放松，再放松一些。现在你体验放松后愉快舒适的感觉，继续体验，继续体验放松后愉快舒适的感觉……"

面部肌肉放松；颈部肌肉放松；肩部肌肉放松；胸部肌肉放松；腹部肌肉放松；腿部肌肉放松；手臂放松……

整个过程经历了二十多分钟。

催眠师："你已经经历了一次愉快的放松训练，你现在躺在沙发上不想动，一点也不想动，这么躺着你感到很舒服，我马上把你叫醒，醒来以后你将会有为之一振的感觉，不会错的，肯定不会错的。"

叫醒之后，来访者果然有一种兴奋的感觉。我们的初步目的达到了。虽然如此，我们还是只能持谨慎的乐观，因为他的怀疑心态并没有消失。看来，要对他采用怀疑者催眠法了。

主意既定，催眠师便对来访者说："如果你感到放松训练对你有好处，有必要，下次再来吧。如觉得不怎么样，那就算了。"

来访者："很舒服，我愿意再次接受放松训练。"

催眠师："那好吧，我们再约个时间。"

这里，我们先向大家介绍一下怀疑者催眠法。

由于催眠术的普及程度还不够（在中国尤其如此），再加上催眠术具有神奇的色彩，所以，对催眠术持怀疑态度的人很多。我们就曾怀疑过自己的老师，在自己实施及讲演催眠术时又曾遭到他人的怀疑。对于到催眠师这里接受治疗的人来说，怀疑的原因则更是多方面的了。有人可能是听到一些关于催眠术的荒诞无稽的传说；或者是凭主观臆测，认为接受催眠术后精神将永久衰弱；或者是怀疑催眠如同外科手术的麻醉药，有可能使人永远不能醒来；或者是顾虑自己会像木偶一样永远受催眠师摆布而无法自持……要之，怀疑的原因可能不同，但究其根本是对催眠术缺乏科学的、充分的认识。出现这种现象十分正常，不足为怪。问题倒是如何对那些持怀疑态度的受术者实施催眠术。这是一个难题，也是一个必须解决的问题。怀疑者催眠法，就是解决这一难题的方法。

具体实施方法有两种。

第一种方法是解释。先让受术者坐在舒适的椅子上。然后，催眠师以中肯、平和、毫不做作粉饰的语言、语气将催眠术的一般原理、功用、适应范围、科学依据等向受术者做一概要式的阐述。同时着重强调，催眠术肯定是有益无害的，催眠师的工作是认真负责的。对你目前所面临的问题非常适用（如果事实上催眠术不能解决来访者的问题应实事求是，婉言谢绝），若再举一二实例则更佳。此后，再描述催眠过程中的种种表现、它的效能及适用范围。使受术者对催眠术的一般情况有一个大致的了解，以部分消除原有的偏见与疑虑。

第二种方法是亲历。对付怀疑者最有效的办法是，在正式给他施术之前，先选一位感受性高，又曾多次接受过催眠术的受术者，当着怀疑者的面实施催眠术，并呈现催眠状态中的种种奇异表现，让怀疑者看到催眠术在增进身心健康、开发个体潜能方面的独特作用。还要让怀疑者看到受术者的觉醒过程，以及让受术者对怀疑者谈受术的感受，以消除怀疑者有关受术后难以觉醒、精神衰弱的种种顾虑。由于是身临其境，亲眼所见，绝大多数人都会为之折服。接着，便可实施正式的催眠暗示："现在你大概不会怀疑催眠术了吧？现在你大概也会希望我用催眠术来解决你所面临的问题了吧？好的，现在我就对你实施催眠术。和你刚才看到的一样，你也将很快进入催眠状态，你也将很快享受到催眠术所带来的愉快的体验以及它对你心身健康的帮助。"这时，受术者已对催眠师心悦诚服，顿释前嫌，敬仰、信仰、崇敬之心油然而生。此刻，催眠师的各种暗示、各种指令便可长驱直入，迅速占领受术者的整个意识状态，很快将他们导入催眠状态。

要之，对付怀疑者的关键，在于消除他们的怀疑心理，秘诀在于说教与让其亲眼看到相结合，着重点在后者。如果很好地做到了这两点，本来最具怀疑心理的受术者可能会转变为笃信不疑的受术者，可能会转化为最易受暗示、最快进入催眠状态的人。

好的，让我们再回到原来的话题上来。

● **第二次催眠**

当上述来访者第二次来到我们这里的时候，我们很抱歉地告诉他："对不起，这里有个人正在做催眠治疗，你可能得稍微等会儿。如果你有兴趣的话，也可以看一看。"

当然，这是个圈套。

他所看到的受术者是个问题儿童，已在这里做过好几次催眠，进入状态快，表现也明显，孩子的家长也在夸催眠术对他们的孩子有很大的帮助。所有这些，都起到了很好的暗示作用，而且都不是出于催眠师之口。不是说"事实胜于雄辩"吗？这位有着严重怀疑心态的来访者终于对催眠术心悦诚服了。虽然正式的催眠施术还没有开始，但先前这些工作也应视为催眠过程的一部分，而且是重要的一部分。没有这些前期准备，催眠过程将困难重重，甚至无法进入催眠状态。

这次，我们还是只给他做了放松训练，着眼点在于提高他的放松技能，让他多多体验放松快感。尽管来访者已经很迫切地想接受催眠治疗了，但我们还是想吊吊他的胃口，毕竟，他是一个内向性格的人。

● 第三次催眠

第三次催眠本来的目标只是想让他进入浅度催眠状态，但实际情况出乎我们的意料。来访者非常配合，甚至显得有点顺从。这使我们蓦然想起一条心理学规律。人有两道心理防卫圈：一道是外圈，一道是内圈。有些人外圈松，内圈紧。这种人你很容易与之接近，但要想真正了解到他的内心世界将是一件非常困难的事情。另一种人则是外圈紧，内圈松。这种人不太容易接近，不过一旦突破了他的外圈，他会将其心理世界的全部内容和盘托出。我们的来访者显然是属于后一种人。

于是，我们很快就将之导入中度催眠状态。

催眠师："好的，你已经进入到愉快的催眠状态之中，你的无意识已经向我开放，现在，我们来共同讨论你所面临的问题。可以吗？请回答我的问题，你现在可以说话。"

来访者："我愿意！"

催眠师："我认为，你的问题不是出在生理上，而是出在心理上，你同意这种说法吗？"

来访者："可能是的。"

催眠师："告诉我，你平时最常出现的、最感到焦虑与困惑的是什么事情？"

来访者："我总是想把事情做到最好，每一件事情都这么想，包括我与我妻子的性生活。可是我发现，我所做出来的事情，很少能够达到我所期望的水平，这使我常常烦恼不已，我为什么总是一个失败者呢？"

原来，这是一个完美主义者。

催眠师："看得出来，你是一个心高气傲的人。我觉得追求完美没什么错，只有追求完美社会才会进步，个体才会进步。不过，你认为可能达到完美吗？你能不能举个例子告诉我，世界上有哪一件事是完美的？哪一个人是完美的？"

来访者喃喃不能语。

过了一会儿，来访者对催眠师说："可是，我很小的时候，父母就是对我这样要求的，他们要求我所做的每一件事都是最好的。我只要有一件事不是做得最好，他们就不高兴。"

我们明白了，他的完美情结来自生命的早期。弗洛伊德的理论在这里又一次得到证实。看来，我们的第一步工作应该去消除他的完美情结。

催眠师："我想，我们是不是该来讨论一下关于完美的问题？"

来访者："好的。"

催眠师："完美是一种理想境界。我们可以接近完美，但不可能达到完美。仔细想想，世界上哪件事是完美的呢？没有，过去没有，现在没有，将来也没有。我们凡人没有，那些精英也没有。

"美国前总统富兰克林·罗斯福坦然向公众承认，如果他的决策能够达到75%的正确率，那就达到了他预期的最高标准了。罗斯福尚如此，我们又何必对自己一味苛求呢？

"不必过分追求完美。要做好一份工作，讲究的是成效，只要你尽了力，而且达到了预期的目的，就无须再一味追求所谓的完美。

"再进一步说，完美并不可爱。心理学家做过一个实验：他们向大学生被试描述两个人，他们都有很强的能力，都有崇高的人格，但其中有一个从来不犯错，另一个有时会犯点小错误。要求被试回答：这两个人哪一个更可爱？结果绝大多数被试认为那个有时会犯点小错误的人更可爱。

"当我们每完成一项工作以后，我们可以反思，我们也有必要反思，我们可以总结经验，我们也需要吸取教训，但千万不要因一点小小的缺憾而自责。

"试想，当你因过分追求完美而陷入自责的怪圈，你还有心思去改进工作吗？

"有许多人具有强烈的成就动机，换句话说，就是野心勃勃。他们恨不能一步登天，因而希望自己做的每一件事，甚至每一件事的每一个细节都十分完美，以使自己尽快晋升，以使自己尽快成功。于是，心态不免焦灼，这种焦灼的心态常导致欲速则不达，欲完美却纰漏多多的窘境。"

来访者："你说得太好了！"

催眠师："其实，你认为你的父母所做的事情都很完美吗？"

来访者："并不完美，他们自己也承认。"

催眠师："这就对了，正是他们竭力追求完美，而恰恰并不完美，所以就把这种他们心目中的理想状态迁移到你的身上，因为你是他们生命的延续。又由于在你很小的时候就对你有这种要求，所以形成了你的一种心理情结，也就是完美情结，并且一直在困扰着你。"

来访者流出了眼泪，很显然，催眠师已经触动了他内心深处那根最敏感的神经。我们决定，今天所要做的事情，就是要铲除深植于其无意识中的完美情结，帮助他建立起恰当的期望水平。

催眠师："好的，我们已经找到使你焦虑与困惑的心理根源，因此，相应的对策应该是建立起恰当的期望水平。"

来访者："什么样的期望水平才是恰当的呢？"

催眠师："做事情成功与否的标准应是与自己的过去比，与大多数平常人相比。如果说与自己的过去比有进步，与大多数平常人比在中等水平之上，那就是成功。"

来访者："那就算成功了？"

催眠师："是啊！你过去的问题就出在把成功的标准定得太高。喜欢时时处处与别人比，尤其拿自己的短处与别人的长处比。如果总是这样，那就惨了。想一想，让我们与姚明比身高，就是侏儒；与比尔·盖茨比财富，肯定是乞丐；与爱因斯坦比智慧，近乎弱智；与贝克汉姆比长相，只能与卡西莫多做兄弟。

"其实，你把这些人的另一面与你比，就会发现许多地方他们不如你。譬如，姚明不能自由地逛街；比尔·盖茨的胃口可能就不如你；爱因斯坦的英语水平始终不怎么样；贝克汉姆要与情人幽会难度比你大得多。如果这么想，你是否有种释然的感觉？"

来访者会心一笑。

催眠师："今天我们就到这里，相信你清醒之后感觉会很好，比前两次还要好。另外，当你回到意识状态之后，再对完美、期望水平做一番理性思考，会有好处的。"

这次催眠就这样结束了。虽然我们还没有直接接触到来访者求助的问题，但显而易见，问题的解决应该只是时间问题了。

● **第四次催眠**

来访者到来之后，就给人一种精神振奋的感觉。看得出来，他的总体状态已经有了比较大的改善。与催眠师的关系可以用"亲近"二字来表述。

在这种状态之下，要把他导入催眠状态当然是轻而易举的事情，况且，催眠本来就有累加效应的存在。所以，十分钟不到的时间，来访者已被导入较深的催眠状态了。

催眠师："请告诉我，在你的性生活史上，是否曾经有过表现很好，自己也达到高潮的时候？"

来访者："有过，但那是好几年前的事情了。"

催眠师："那就足以证明你不是天生的性无能。我再问你，医生对你的检查是否发现了器质性病变？"

来访者："也没有。"

催眠师："那就说明你的问题是出在心理上。是你的完美情结使得你从来都感到自己是生活的失败者。"

来访者："是的，我过去一直是这么认为的，我经常有失落、沮丧的感觉，甚至觉得人生好像没有什么意义。"

催眠师："人的身心是相通的，有些生理疾病的致病原因就是心理因素。你能告诉我第一次发现自己的性能力有问题是在什么时候？当时大概是什么情况吗？"

来访者："在两年多以前，领导同时布置了一项工作给我们单位的两个人，一个是我，一个是一位与我年龄、资历相仿的同事。大家都说，这项任务是带有考察性的。当时，我太想把这件事做好了，太想由此来证明自己了。可是，事与愿违，偏偏就出了差错，而且是比较大的差错。我仿佛看到了对手的喜悦、同事的嘲笑、领导的失望……我感到无地自容。那天晚上，我一个人在酒吧喝了不少酒，回到家里，我突然想到可以在老婆身上来证明一下自己是个男子汉，于是便疯狂地向妻子扑了过去。妻子非常不情愿地顺从了我，可我却欲振乏力……哇！我又一次受到沉重打击，从此就一蹶不振了。后来，我多次想证明自己是行的，但几乎每次都是以失败而告终。"

催眠师："你的问题就出在总想证明自己，我指的是各个方面。你自己是个什么样就是什么样，干吗非得去证明，非得要别人承认？"

来访者："我现在知道这是不可取的了。"

催眠师："好的，现在我们再来一次全身放松，从眼皮放松开始……"

在放松之后，催眠师采用了想象·预演法。

催眠师："很好，你现在已经完全放松了，现在你的脑海里出现了这样的情景：那是十一长假，你和妻子出外旅游……你俩挽着手漫步在海边，一轮满月洒下皎洁的月光，涛声阵阵如同和谐的交响曲……你俩情意绵绵，如同回到初恋时光……然后，你们回到房间，一股不可名状的冲动出现了……一切都是那么自然……"

催眠师："现在是什么感觉，你告诉我。"

来访者："真的有种冲动。"

催眠师："很好！现在我给你一个指令（后催眠暗示），今天晚上，你和你的妻子会在很轻松的气氛中有一次亲近行为，不一定非得要发生什么，一切听其自然，该怎样就怎样，但一定会有一种愉快的感受，肯定是这样的，不会错的。你一定会执行我的指令，不然你会感到很难受。"

这次催眠结束后，催眠师又与来访者的妻子做了交代，告诉她所下达的后催眠暗示的指令，希望她能配合。

● **第五次催眠**

来访者这次到来后，给我们的感觉就是很兴奋，低声告诉催眠师，上次回家后，有过一次很愉快，也很成功的性生活。后来他的妻子也证实了这一点，并对他先生在后催眠暗示中的表现感到不可思议。催眠师也感到很欣慰。但我们并不认为问题已经完全得到解决。这是因为，虽然在无意识层面已让他达到了真正的放松，并对其不正确的"完美观"进行了矫正，但是，他毕竟是生活在现实的生活之中。生活中将会发生什么事情常常是难以预测的。如果在意识层面不能真正建立起正确的观念，问题还会出现，可能不是以这种形式，可能不是这个问题，但一定会出现问题。

有鉴于此，在本次催眠中，我们的重点在于正确人生观与价值观的交流与指导。因为这是真正的病因所在。在清醒后的交谈中，重点也在于此。后来还有过两次非催眠状态的交流，目的也是同样的。据我们所知，来访者后来再也没有出现过同样的问题。

● 催眠师的体会

人们常把现象与原因混为一谈，所导致的结果就是治标而不治本。显然，这种对策每每是徒劳的。在心理问题上，这一现象表现得格外突出。弗洛伊德更是认为，即使在无意识的梦中，都存在重重伪装。所以，如果要解决他人的心理问题，最重要的是要找到真正的、起决定性作用的原因所在。否则，你的一切努力都将付诸东流。

就本案例的具体症状而言，导致男性性功能障碍的心理因素有许多，但其核心因素是心理上的紧张。换言之，在发生性行为时身心未处于放松状态。反过来说，如果处于放松状态，这种障碍即刻便可消除。一般说来，人的整个身心是否处于放松状态，并不完全由自己的主观意志所左右。欲"放松"而不能的情况时时可见。尤其是想达到深度的放松——全身心的放松，更不是一件容易事。而催眠术的效应作用则能够很容易地将人们导入深度放松的状态。准确地说，"放松"既是催眠师将受术者导入催眠的基本手段，也是受术者进入催眠状态的一个必然结果。不难想象，催眠状态下呈现出的深度放松往往就是心因性性功能障碍的"仙丹妙药"。

从上述个案中，我们可以得出三点结论：其一，对于心因性性功能障碍，药物性治疗难以奏效。其二，深度放松，是治疗心因性性功能障碍的有效途径。其三，在催眠状态中，可以得到最为完善的深度放松。由此可知，催眠方法中的放松法是治疗心因性性功能障碍的绝佳方法。从上例中我们也可看出，放松始终是我们的主要手段，也是主要目的。

4. 渐入佳境后释放压力

本案例中的来访者是一位事业有成的女商人，大学专科学历，跟随丈夫从商多年，自己已拥有数家饭店。从业多年，自感事业已无再发展的余地，同行竞争激烈，压力倍增。近年来夫妻关系也发生了危机，经常与其夫发生争执。近三个月以来经常出现失眠现象，心情时好时坏，自己也不清楚是为什么，内心颇感痛苦。经朋友介绍来我们这里尝试做心理咨询。

● 第一次催眠

某日，来访者由其友人相伴而来，初次见面给人感觉语言丰富，性格外向。对于催眠，流露出不大信任的感觉，并对我说自己可能无法进入催眠状态。我们问为什么会有如此想法，她说这是自己的感觉。

对于这种怀疑、不信任的心态，作为催眠师的我们可是见多了。

一次成功的催眠施术，尤其是首次催眠施术，除了合适的环境以外，更需要催眠师与来访者的充分沟通。这是因为，人们面对一个陌生人将要对自己施加影响时，会启动自我防御机制。因为来访者不知道将要进行的催眠会对自己产生何种影响，是否会经催眠而吐露内心潜藏多年的隐私。

催眠师："我想先向你介绍一下催眠术及其有关情况，这可能对我们是有帮助的。"

来访者："可以啊！"

催眠师："催眠的目的，是通过一种特殊的技术，迅速进入人的无意识，去搜寻潜藏于其中的困扰人们痛苦的根源，并加以施治，而不是去窥探某人的隐私，虽然有时会涉及个人的隐私。在催眠状态中，来访者也不会完全任由催眠师摆布。尤其是你这种情况，并不需要进行深度的催眠。浅度、中度的催眠对你而言已经足够。在这种催眠状态下，潜意识当中自我防御的本能并不会丧失，还会对我的施术加以'过滤'的。"

她听了我的一番话似乎来了兴趣。我们又就她所担心的一些问题做了回答。

催眠师："其实我在学习催眠的时候也曾经体验过被催眠的感觉，体验过了才知道这其实是一种非常舒服的状态。催眠施术只是通过一种方法进入你的潜意识，去寻找另外一个自我。由于潜意识中的自我出现了一些问题，这些问题就影响到了现实状态中的自我。去寻找潜意识中的另外一个自我就显得很必要了。"

相互攀谈之后，彼此有了一定的了解，感觉她没有刚来时那样紧张了。

催眠师："我想跟你一起做游戏，这个游戏是测试一个人的反应能力的，你愿意吗？"来访者欣然同意。

催眠师拿了三个事先准备好的空瓶子走出了门外，在门外，把三个瓶子都盛满了清水。然后推门进来，在她面前拿起三个盛满水的瓶子，打开其中一个瓶盖闻了一下，然后一皱眉，马上就盖上了瓶盖。我相信这个举动一定是被她看在了眼里。

催眠师："我手中的三个瓶子里都装满了液体，其中一个瓶子里装了一种有味道的液体，现在想让你在三个瓶子里找出那个有味道液体的瓶子，你需要仔细辨别。"

来访者拿过三个瓶子逐一打开闻了起来。闻了一遍，她抬起头，看了催眠师一会，又闻了一遍。

催眠师："你找到了吗？"

她指了指其中一瓶，告诉催眠师那瓶中似乎有种很特别的味道。

催眠师："你能说出是什么味道吗？"

来访者："这味道很特别，很难形容，有种刺激性的味道。"

催眠师对她点了点头，告诉她这瓶水的确有味道，而且是几种味道的混合，是较难辨别的。

接下来，催眠师对她说，还有一个游戏就更神奇了，问她是否愿意继续玩下去。她通过了第一项测试，对第二项内容似乎很愿意尝试。

催眠师："你伸出双臂，两手掌相对，待会你就会看到非常奇特的现象发生。"

她依照催眠师的话伸出双手，两掌相对。

催眠师："你现在集中注意力，你要高度集中你的注意力听我的声音……你的呼吸会因为你集中注意力而变得非常均匀，非常缓慢……非常缓慢……现在请你集中注意力于你的两个手掌，你的手掌中间会有一种相互吸引的力令你的手掌变得越来越接近，越来越接近……越来越接近……你会觉得你的双掌在一起移动……你能感觉到这些……你的两个手掌在慢慢接近……你无法控制这种移动，你越想控制就会移动得越快……"

能够很清晰地观察到，在一系列的暗示指令的作用下，来访者的双掌在慢慢移动，这种移动完全是不受控的。她看着催眠师，并流露出了惊讶的神情。

催眠师："你的两个手掌会越来越接近，越来越接近……越来越接近……最后会两手交合在一起，当双手交合后，就无法再分开了……"

当她两掌快要合并时，催眠师握住她的两掌，用力一握，她的两掌紧紧地交合在了一起。

来访者抬起头非常吃惊地看着催眠师。

催眠师："你可以尝试一下，是否能拆开两个手掌。"

她似乎在努力尝试，当然这种努力是不起作用的。

催眠师："你越想分开，双掌会粘得更牢，肯定是这样的，不会错的。"

自己亲眼看到自己的双手紧握在一起而不能分开是十分不可理解的事情。看得出她在试图用力分开双手，但是越用力双手却相互扣得更紧了。

为了使她不产生过分的紧张，催眠师让她慢慢放松自己。

催眠师："你现在开始慢慢放松下来，你紧握的双手也会变得不再紧张……当我的手放在你的双手上时，你就可以分开它们了……"

催眠师把手搭在她的双手上，给予她一种实际的感受，只见她慢慢放开了紧扣的双手。

催眠师："感觉还不错吧？"

她一脸的惊愕，对刚才发生的事情，似乎还不太敢相信："真的好神奇啊！我真没想到会这样。"

催眠师："你的感受性很高，这说明你很有灵性。"

来访者："这就是催眠吧？"

催眠师："这是催眠的一部分，但不是全部！"她提出这样的问题，催眠师就要把握机会适时打破她对催眠的自我认定。

催眠师："还愿意继续体验吗？"

她点了点头。我们相信，此刻她对催眠术的认同已经不成问题了。

催眠师："你可以慢慢地先调整呼吸，不要担心掌握不好呼吸的节奏，你只要仔细听我的口令就可以了。"

"吸气……呼气，吸气……呼气，慢慢吸气……呼气，你会感觉到吸气的时候非常的清新，呼气的时候你会把体内浑浊的气体呼出来……继续这样的呼吸不要停……对，很好。请慢慢闭上你的双眼，闭上眼睛你的体验会不一样，你可以做得到……你现在正在慢慢体会到一种平静的感觉，你慢慢体会这种平静，你会感到内心越来越平静……越来越平静……慢慢地你会觉得自己只能够听到我的声音，你不能再感知到其他的声音了……你会有这样的感觉的……你听到我的声音会越来越大……越来越大……越来越大……就像石子丢进水里一样一层一层荡漾开去……你会觉得这个世界只有你和我的存在，确实只有你和我存在着……你非常喜欢听到我的声音，非常喜欢听……不能不去听……你听了我的声音之后，会有一种很疲惫的感觉……很疲惫的感觉……是这样的……你现在一脸的疲倦，很想睡觉……你需要休息……你看到了一地的羽毛，非常的轻，非常的柔软，你一定非常想躺下去休息一下的……你已经躺在了一堆白色羽毛中。你仔细感觉一下是不是非常的温暖？你可以体会到那种温暖，裹住你的全身，非常温暖……慢慢体会这种温暖……慢慢地你觉得自己也变成了一根羽毛，感到自己很轻，没有重量，很轻……你可以感觉到你自己在空中飞舞的情景……你和很多羽毛一样在空中飞舞……你现在只能随风飞舞，全身没有一点力气，你进入了一种非常放松、非常舒服的状态了……”

我们一直在观察她的状态，她整个人已经不由自主地躺在了椅子上，头低垂在胸前。这表明：催眠导入已经成功了。

至此，本次催眠施术的目的已经达成。把来访者唤醒。唤醒后的来访者对催眠过程中的感受非常满意。

● 第二次催眠

几天后，来访者再度来到心理咨询中心，情绪状态显然好于上一次。当然，对催眠术的认同态度就更是不一样了。

为了解决来访者的心理问题，我们认为有必要把她导入稍深一些的催眠状态，也就是中度催眠状态。所以，在重复了上一次催眠中的主要体验后，便对之进行深化暗示。

催眠师："我现在从1数到3，数到3时你就睁开双眼，可是你立即就会进入一种更深的状态中去。现在我开始数数：1……2……3，你的眼睛睁开了，你已经睁开双眼了……"

给她下达睁眼的指令。这在催眠深化过程中是非常重要的一步。

当她的眼睛一睁开，催眠师立即伸出食指于她的眼前，对她说："请你凝视我的手指尖，你会觉得很累，等我移开手指，你就会再次合上眼睛，睡得更沉了……"

"好，你的眼皮开始下垂了，你的眼皮在下垂了……很好，我能看到你的眼皮在慢慢下垂，很舒服，你的双眼已经合起来了，你非常困，非常舒服，好，现在你已进入更深的状态中了。"为了确保深化的效果，还运用了"沉默法"对她的深化效果加以巩固。

经检测，来访者已进入中度催眠状态，治疗工作可以开始了。

根据先前对来访者的一系列了解，我们确认她的问题存在于两个方面，一是对压力缺乏正确的认知，二是没有能够很好地调整自我的心态。如能解决好这两点，问题将迎刃而解。而我们所设计的解决方案是：释放—认知—体验。

第一步是释放。

催眠师："你生活中不是有压力、有困惑、有苦恼吗？今天就是把这一切统统释放出来的最佳时刻，你可以尽情地倾诉，也可以放声地痛哭，如果实际情况是有必要的话。而我，是一个最好的倾听者。"

来访者先还有点犹豫，但在催眠师的鼓励之下，话匣子一旦打开，便一发而不可收。对现实生活中的不满，多年以来困扰她内心的苦闷，生活、事业、家庭中使她产生压力的内在冲突，一一道来，时而情绪激越，时而情绪低沉，时而叹息，时而哭泣……所有这一切，在我们看来都是好事——郁结在心底的心理能量的释放。

催眠师："很好，你已经实现了一次很充分的释放。无论从哪个角度来看，这种释放对于你恢复心灵的平和都很有帮助。无论如何，你现在已经感到舒服多了，是这样的吗？请告诉我。"

来访者："是这样的！"

第二步是认知。

催眠师："听了你的倾诉，我作这样的归纳，不知你是否认可？"

来访者："我在听。"

催眠师："你有很大的压力，而你不希望自己有压力，由于这些压力的存在，使你困惑，也使你在家庭人际关系方面出现了问题。对吗？"

来访者："对的。"

催眠师："现在我想与你谈谈有关压力方面的知识，相信会对你有所帮助。"

说起压力，人们总认为它是个贬义词，其实它的积极作用也不可低估。其一，作为人们面对威胁时产生的一种原始的"战斗或逃跑"反应，压力在开始的时候起着积极作用，可以增加人的活力，提高警觉性，使人的思考和行动变得更加敏捷。作为一种生理和心理过程，压力可以应付不确定的变化和危险。其二，适度的压力锻炼人，提升人的适应和创新能力。如果没有来自外界的压力，我们人自身就不能向前发展。从这种意义上讲，压力就是一种积极力量。其三，适度的压力能使人处于应激状态，神经处于兴奋状态，让个人认识到改善自我的机会，以更加努力的姿态、更高的热情完成工作，如此便有助于业绩改善。压力感偏低，可能就很难充分调动我们的积极性来主动地对待工作以及工作中的机遇和挑战。其四，一个更令人震惊的研究成果认为，压力疗法是一种新的抗衰老办法，不仅可以延长寿命，还能够美容。当然，压力也会导致一系列的生理、心理问题。在生理上，压力会导致免疫系统机能下降，抵抗病毒、细菌的能力降低；会使心血管系统超负荷，导致高血压和心脏病；骨骼肌肉长期紧张，造成腰酸背疼；不规律的饮食使得消化系统紊乱，容易腹泻或便秘。在心理上，高压力一般容易使人产生愤怒、焦虑、抑郁等负性情绪。

总之，压力利弊并存，恰如著名心理学家罗伯尔所言："压力如同一把刀，它可以为我们所用，也可以把我们割伤。那要看你握住的是刀刃还是刀柄。"

催眠师："你现在应该知道了，压力出现是必然的，并且也不一定就是不好的事。作为你，一个事业有成的女商人，在生活中没有压力那是不可能的。进而言之，没有压力，你也不会有今天的成熟与成功。而你主观上却有一种期待，希望没有压力，这正好成为你最主要的一个压力源。你主观上希望没有压力，客观上却不得不承受很大的压力，这使得你的心态失衡。以这种失衡的心态与人交往，尤其是与你最亲近的人交往，必会态度不好，甚至横生刁蛮。对方也有压力，面对你的刁蛮也无法冷静面对，矛盾冲突自然就在所难免了。"

来访者："原来如此！你的这番话让我想起许多事情，我忽然有一种轻松的感觉。"

第三步是体验。

鉴于来访者是一位女性，感性程度比较高，我们特意设计了一些令人愉悦的场景，温馨的画面，让其体验身心放松、心情愉悦的感觉。这果然收到了很好的效果。

经过一个多小时的催眠施术之后，我们决定结束催眠，使之回复到清醒状态。

催眠师："现在我用手拉住你的手，把你从催眠中带回来，在你彻底醒来以后，你会觉得十分的舒服，非常的轻松，这个世界所有的一切似乎变得更明亮更鲜艳了。我会从 1 数到 10，你会感到每数一个数就会变得更清醒一些，当我数到 10 时，我会拉住你的手，你就会睁开双眼，彻底清醒。"

催眠师拉住她的手，"1……2……3……4……5……6……7……8……9……10！"

数到 10 时，猛然加强了数数的语气，在下达指令的同时，催眠师的手突然发力，拉着她的手，用力一拽。她慢慢地睁开了两眼。

催眠师："好的，你已经从催眠状态中回来了，你已经清醒了。你可以做几个深呼吸，体验一下感觉是否很不同呢？"

她依言做了几个深呼吸，看样子是非常放松了，告诉催眠师刚才的经历令她终生难忘，自己根本不想从那种状态里回来，从没有过如此神奇的体验，对生活有了新的领悟，感觉特别好。

● **催眠师的体会**

这一案例从治疗的角度上来说，难度是不大的。严格说，只是帮助来访者调整了一下状态而已。如果要谈这一案例的体会的话，那就是对于某些来访者，即对催眠术有怀疑、恐惧心理（多数是因为不了解）的人，术前暗示显得非常重要。实际上，术前暗示与催眠施术之间本来就没有明确的界限。前期工作做得充分，对后期的导入与治疗都有很大的好处。所以，经验老到的催眠师对术前暗示都予以高度的重视。

5. 夜夜难眠今入眠

不了解催眠术的人常常会产生一种误解，认为催眠术就是催人入睡的技术。其实，催眠术绝不仅仅是治疗失眠症。但催眠术也确实对失眠症的治疗有较好的疗效。

失眠症有多种多样的类型，包括难以进入睡眠状态，睡眠过程中途醒后再也无法入睡，或者是整个夜间都处于半睡眠状态之中。失眠症的成因比较复杂，但患有失眠症的人都有的共同点就是对不能安然入睡感到异常的恐惧。有些失眠症的患者，把上床睡觉看成是一种痛苦的经历，都会有"今晚又要失眠了，就是到了床上也是胡思乱想睡不着"的想法。由此可以看出的一个问题是：失眠虽然是一个生理现象，但其主要原因还是来自心理方面。

● 第一次催眠

来访者是一位中年女性，在一所中学任教，经人介绍来心理咨询中心。

来访者："近半年来每晚几乎都不能按时睡觉，想睡觉但无法睡着，已严重影响了工作、学习及生活。而且有食欲不振、兴趣下降等诸多现象，我非常苦恼，曾去医院检查，诊断为失眠症，医生为我开了不少药，都按时按量服了，但疗效不佳。听人说您是位催眠师，所以就找到你这里来了，希望你能帮帮我。"

催眠师笑答："催眠术可不就是催人入睡，它是一种心理治疗技术，主要是帮助人们解决心理问题的，当然也包括失眠的问题。所以，你今天到这里来，我不是把你催眠睡着了，而是帮你解决心理问题，进而让你的睡眠质量提高。我不知道是否把意思表述明白了？"

来访者："原来是这么回事，我本来以为催眠术就是让人睡觉的。"

催眠师："所以，我首先想了解一下你的生活状况。"

说到这个话题，来访者似乎很感兴趣，滔滔不绝地与我谈了起来。

来访者："现在当中学教师压力真是太大了！在学校里学生的成绩就是衡量一个教师水平与能力的唯一指标。每次考试，学生固然紧张，但教师更紧张。一旦你班上学生考得不好，校长、教务主任、年级主任就要找你谈话。我是一个好面子的人，我教的班，考试成绩如处于年级中下水平，我就寝食不安。我常常是不顾一切地抓学生成绩，但是对学生管得严了、抓得紧了，学生又要向家长、校方反映。同时，我对家里所尽的责任也少了，家里人也常常埋怨我。我真的不知怎么做才好……"

催眠师："我很理解你的处境，我将用我的催眠技术对你提供帮助。由于你对催眠术不太了解，我想先向你介绍一下催眠术的基本情况……"

催眠师："你有什么担心与顾虑也尽可提出。"

来访者："催眠术能解决困扰我的失眠问题吗？我现在最大的心病就在这里。"

催眠师："失眠并不可怕，催眠技术完全可以使你摆脱失眠的痛苦，只要你积极配合就可以了。"

来访者点了点头表示同意。

我们先让她坐在单人靠背沙发上，并且是以自己最感到舒适的姿势。

催眠师："从现在开始你就会经历一段非常美好的旅程。"

催眠师："你慢慢闭上眼睛，请把你的手置于你的腿上，可以是非常随意的。我说吸气时请用鼻子用力吸气，我说呼气时尽力把体内的气从嘴巴里吐出来，这样可以吗？"

她点了点头依法而行。

催眠师："吸气……呼气……吸气……呼气……对，非常不错！你做得很好！请继续这样的呼吸，不要停下来……"

催眠师："好，请继续放松……继续这种放松的感觉……全身会彻底放松……继续体会这种放松……渐渐地你会感到背部有些温热的感觉，这很正常，是这样的……请用心体会这种感觉……你会觉得背部很温暖……很温暖……对，你仔细体会这种感觉……在这种温暖的感觉里停留……现在你会发觉这种温暖的感觉由背部开始向腰部流淌……像一股暖流慢慢裹往你的腰部……仔细体会这种来自腰部的热感……非常舒服对吗？你能感觉到是吗？"

来访者："是的，我体验到了。"

催眠师："好，你继续体验这种暖暖的感觉，继续体验……接下来你会觉得全身很沉重自己感到很疲倦，你整个身体就像灌了铅一样非常沉重……所以你会觉得很累……很累……你体会到了吗？"

来访者不语，但观察她的反应，应该是体会到了。

"好的，现在这种沉重疲惫的感觉开始出现在你的腰部了……渐渐地你的腰部也会觉得沉重起来……就像是在你的腰部挂了一个铁锤一样……你整个人就像粘在椅子上，非常沉重，腰部非常酸，非常吃力……越来越沉重，你想从椅子上站起来，但是你的确是站不起来的，你在感受这种沉重的感觉，越想站起来，腰部沉重的感觉就会越大，这种沉重的感觉使你无法离开椅子……"

催眠师："好的，现在你可以试试能否站起来，起来……用力站起来……用力……实在站不起来也不要勉强。"

当我们对她下达"站起来"的指令后，可以看到她很费力地在椅子上挣扎着，试图站起来，但怎么都无法成功。她已经睁开了双眼，可能是她头一次碰到如此让她百思不得其解的事情吧，她用惊愕的眼神看着催眠师，嘴里还不停地说："我怎么搞的，怎么会这样啊……"

催眠师："好了，你现在的确不能站起来，但是不要着急，你可以做几个深呼吸，这样的深呼吸可以使你很放松。对，呼气……吸气……呼气……吸气……用舌尖抵住你的上颚，用力抵住，好，体验一下用力时的感觉，然后慢慢放松舌尖，再感受一下松弛的感觉……在你放松舌尖的同时，你整个人会变得非常放松……你整个人不再会紧张……非常的放松……

"我现在要求你体验放松后舒服的感觉……"

催眠师："现在你有点累了，想睡了，对吧？好的，你睡一会儿吧，一会儿我再把你叫醒。"

十分钟后，催眠师继续发出指令："好的，你已经很舒服地睡了两个小时了，睡得很深，醒来以后，你会感到神清气爽，精神振奋。接下来，从 1 数到 3，当我数到 3 的时候，你会立即恢复到清醒状态，马上就能够站起来，肯定是这样的，不会错的！现在我开始数数……"

当催眠师数到 3 的时候，来访者突然醒过来。

催眠师："感觉如何，应该不错吧？"

来访者："很舒服，非常舒服！简直太神奇了！我刚才怎么就站不起来了呢？"她很不解地问。

催眠师："因为你的另外一个自我不想让你站起来啊！"

第一次催眠达到了预期的效果。

● 第二次催眠

由于来访者对催眠术已有所了解，也由于有了第一次催眠的效果，第二次催眠一上来就直奔主题了。

那是一个晴朗的白天，室外的光线很强烈。我们把室内的窗帘拉上，因为在强烈的光线下做催眠显然不大合适。然后让她坐在沙发上，两手自然地置于双腿上，不要有紧绷的感觉，一切自然放松就可以了。催眠师用左手按住她的肩膀，帮助她能更好地控制体位。

然后对她下达暗示指令："你可以像上次那样呼气……吸气……呼气……吸气……对，非常好！继续你这样的呼吸……呼气……吸气……在这样的呼吸中你可以忘掉一切，只专注于这种呼吸……没有任何的杂念，你只是在感受我的声音和你自己的呼吸……你精神已经在集中于一点了。你一直能够听到我的声音，你的呼吸越来越慢……越来越慢……对，很好，你可以使自己再进入一种更深的状态中去……"

我们能够感觉到她很快就被诱导而进入催眠状态。这时，催眠师伸出手轻轻扶住她的头颈后部，以固定她的位置。从口袋中拿出一支荧光棒，荧光棒不大，在黑暗的环境中自身可以放射出淡绿色的荧光。催眠师拿着荧光棒移动到她的眼睛正前方，和她眼睛水平保持30厘米的距离，继续对她做诱导。

催眠师："你现在慢慢睁开双眼，慢慢睁开双眼……好的，你可以看到一种淡绿色的光芒……请一直专注地看着它，你越专注地看它，这种光芒就会越来越集中……越来越凝固……非常好，我知道你在非常用心地看着它……凝视它时请不要眨动眼皮。你现在正很专注地看着它，并可以非常清晰地听到我对你说的话。"

一边诱导，一边关注她的注意力使其完全投入。接着把拿着荧光棒的手逐渐向上提升，上升了15厘米左右，这时很关键的一点是要注意受术者的头部。因为朝上看，眼睛容易疲劳。而固定其头部，使其专注与向上凝视，集中注意力，刻意停止眨眼。很快，受术者的双眼就会湿润，如果需要判断这个情况的发生，仔细观察受术者的眼皮就能够知道了。

受术者眼睛一旦疲劳就会眨眼，如果在这个时刻再聚集心神专注于诱导的话，呼吸就会加深。

催眠师："你的双眼很专注地看着，很专注地看着……你的眼皮感觉越来越沉重了，越来越重……我已经看见你的眼皮开始下垂了……你的眼皮正在下垂……一直在下垂……你感觉眼皮很沉重，你自己很清楚能够感觉到……因为你累了，眼皮很快就会合上了……"

催眠师一边重复这种诱导，一边让拿着荧光棒的手逐渐下降。在下降的同时和"眼皮下垂""快合上了"是同步进行的。看到她的眼皮慢慢地下垂，继续说："你的眼睛很累了，快闭上眼睛吧……"

她的双眼已完全闭上。催眠师将左手放在她的肩膀上，说："很好，你现在开始放松，你很快能够放松……你会感到从未体验过的心情舒畅，你的头会慢慢低下去，不需要刻意地去做，不需要用力……你会感到很自然这样做……"

催眠师一边给予低头的诱导，一边用左手轻轻把她的肩膀向前推，帮助她的头能低下来。她很自然地低下了头，眼睛不再睁开。催眠诱导成功了。

催眠师："现在，你发觉你非常的放松，只要注意聆听我的声音，你就会更加放松……你一直是听着我的声音感到放松的……我的声音将会使你彻底地放松……你的身体已经离开了你自己，你的身体根本不能做出任何的动作……你在聆听我的声音，这会使你越来越放松……越来越放松……所有的紧张、焦虑都会渐渐消失……"

一些语言暗示以后，需要给她加入一些想象的内容。

催眠师："你正躺在一堆棉絮里，棉絮非常洁白，非常柔软，一阵清风吹过，可以吹起几朵来，飘荡在你的身边，棉絮正裹着你的身体，你感到很温暖，内心很舒服……"

催眠师："在生活、工作中你的压力很大，这些压力让你感到力不从心，是这样的吗？"

很明显，她的脸上露出焦躁的神情。催眠师继续说："这些压力来自各个方面，其实每个人每天都在应对不同的压力，你的失眠是由于这些压力造成的，这些压力曾经一直在左右你的情绪，使你感到焦躁不安。不过从现在开始，你将卸下这些压力，这些压力将离开你的身体，不再影响到你的情绪，不能再左右你的生活，你失眠的情况也将不复存在，你将是一个全新的你，不存在任何的不良情绪，每天你都会活得很开心，每个晚上你都会很想睡觉，一到床上就会很快睡去……你醒来以后，我对你说的一切都将会成为现实，你将摆脱失眠的困扰……"

对她的催眠快要结束，催眠师准备把她唤醒。催眠师对她说："现在你仔细听我说的每句话，我要把你带回来，我会从3数到1，数到1之后你会听到一声清脆的掌声，听到掌声后，你就会完全醒过来。醒来后，你会感到精神饱满，心情舒畅。3……2……1……"数到 1 时催眠师双手猛击一掌，听到击掌声，她慢慢睁开了双眼。可以看出此次催眠是很成功的。

● **第三次催眠**

从严格意义上来讲，第三次催眠不是真正的催眠，而是教会来访者掌握自我催眠的方法。当来访者要求再次给予她做催眠的时候，催眠师对她说："我认为你的问题已经基本解决了，尽管我是名催眠师，但我还是希望人们不要过多地接受催眠术，因为那有可能形成催眠依赖。今天，我想教你一种自我催眠的方法，你在需要的时候可以用用，效果也是不错的。"

来访者表示非常愿意。

这里介绍一种效果最好、应用最广的自我催眠方法——自律训练法。

自律训练法的基本特征

借助意识领域向潜意识方向移动的功能，扩展心理的活动范围，达到客观观察自己的性格和欲望的状态，使之容易清晰地洞察自我，有效地调节自我。

实施自律训练法应注意的几个问题

就场所而言，以选择宁静的场所为宜。以卧室比较合适。光线不要太亮，气温不高不低更为理想。倘若已达到炉火纯青的状态，那就在任何地方都可以，包括工作单位甚至公共汽车上都行。

在刚开始练习的时候，先要把皮鞋、领带、手表、胸罩、皮带等束缚身体的物件除去。由于姿势在进行自律训练法时非常重要，所以一定要按规则办事。自律训练法的姿态有仰卧式与坐式两种，总体要求是自己感到舒适、放松为准。

在自我催眠中，心理上的准备最为重要。心理上的准备，主要是不断反复进行轻松、若无其事的暗示。这样一来，受到暗示的身体各部分，会毫无抵抗地顺着自己的意愿行事。身体的各部分若按照心中的想象运作，集中的程度不仅可以增加，而且催眠的效果也更为理想。

练习的次数

最好一日三次，分别在早、中、晚进行。有些人工作、学习很忙，很难按部就班地准时进行。在开始时，可以一日一次，无论早、中、晚均可。基本上熟练并习惯了以后，就可以不拘地点和时间，随时都可实施。总之，重要的是养成每日必行的习惯。

练习时间：初学者一次练习10分钟左右，熟练了以后，每次大约15分钟，时间不要过长，过长并不会带来更好的效果。刚开始练习的时候，很难把握住感觉，易陷入焦躁情绪之中。但此时不论感觉如何，都应将标准训练进行完毕，按规定的时间终止练习。否则，就很想进入催眠状态。

自我催眠时一定要实施"觉醒"程序。即使是几乎完全没有进入催眠状态，也不能例外。"觉醒"的具体方法是：在训练终止时，心中从 1 数到 10，规定在数到 10 的时候突然觉醒，并自我暗示醒来后感到轻松振奋。在数数的过程中两手张合确认力量恢复。数到 10 时，两手上举，果断而坚决，突然地伸直背肌。如果对这个觉醒过程有所忽视，会引发头痛、头昏、目眩、乏力等症状。

自律训练法的基本程序包括以下若干步骤

安静感。可按照自己的喜好选择仰卧姿势或坐式姿势。接着做 4~5 次腹式呼吸，使心情平静。然后，在轻松的呼吸当中，自我暗示"心情平静——全身完全放松"。

重感练习。这里言及的重感，不是手上拿东西时的重感，而是指因放松而手足弛缓、下垂，且精疲力竭无法抬手的感觉。练习过程是：首先把注意力集中于右手臂（左撇子的人左手臂）、手掌、肩膀的部分，然后开始反复暗示 5~6 次："右手臂放松、右手很重……感觉很愉快……"左手亦依法而行。接下来是右脚、左脚，也作如是放松、重感练习。两手、两脚各花 60 秒钟。"心情非常平静"的暗示适当穿插于各部位间转换的时候。经由重感练习，全身肌肉放松，末梢神经得以休息，造成对脑减少刺激的效果，从而精神容易统一，达到轻松的状态。

温感练习。在结束重感练习之后，重新把注意力转回到右手（左撇子者转回到左手），并对自己反复暗示 5~6 次"右手很温暖……左手很温暖……接下来则是右脚和左脚"。与前相同，"心情很平静、很愉快"的暗示穿插于其中。温感练习的目的虽然是为了进入催眠状态，但它同时还具备另一功能，即在重感使躯体放松时，末梢血管扩张、血液运行良好，进一步消除全身紧张，使心灵安静。同时让脑得到完全、充分的休息。

调整心脏的练习。在心中反复暗示自己5~6次："心脏很平静地、按照正常规则在跳动着……"同时不断辅之以安静暗示"心情很好、很平静，心脏在有规律地跳动着"，这将使心脏的跳动舒适流畅，进而慢慢扩散到全身，或者反而不去留意它的跳动，渐渐进入催眠状态。

调整呼吸的练习。心脏的跳动平静舒适后，就可进行调整呼吸的练习。即反复暗示自己5~6次："呼吸很轻松……"同时也自我暗示"心情非常平静……吸气缓慢、吐气轻松……"在休息的状态中，一般正常的呼吸数是一分钟14~16次，但调整呼吸并进入催眠状态后，次数会逐渐减少到10~12次。呼吸训练也和其他训练一样，注意不要过分地去意识它，尽量自然、缓慢、顺畅，只要用鼻子轻松地呼吸即可。长期坚持这种调整呼吸的训练，可使全身感到温暖、轻松。对于想增加体重，或减肥、戒酒、戒烟的人们，具有减轻心理压力的作用，对于一些呼吸系统的疾病，亦有辅助疗效。

腹部温感的练习。腹部温感的练习是反复自我暗示"胃的周围很温暖……"一次一分钟左右。具体操作方法是：把手放在胸骨与肚脐之间，也就是胃的附近。手要轻轻地放在上面，不要有压迫感。在自己心中想象："从手掌中发出的热气，通过衣服深入到皮肤里面，到达腹的深处，胃的周围感到很温暖……"与此同时，实施安静暗示："心情非常平静，感觉舒爽轻松……"大约经过两周时间的训练，就可以感觉到腹部有某种温暖感在自然扩散。有了这种温暖感，就表明你已经进入催眠状态了。

额部冷感的练习。 额部冷感的训练目的，是使控制、支配身体的自律神经活动顺畅。练习方法是，缓慢地反复自我暗示："额头很凉爽……"集中注意感觉凉爽的时间 10~20 秒钟最为适合。此时，若在心中想象："微风吹动绿色森林的树梢……凉爽的微风抚弄额头……心情很愉快……"效果将更好。即使在生理上无"凉爽"感，而在心理上有"凉爽"的感觉，同样能够取得良好的效果。

精神强化暗示。 在经过了一段时间的上述若干感觉的训练与练习之后，在已经能够比较自如地进入自我催眠状态之时，人们就可以根据自己所存在的实际问题，进行精神强化暗示，从而促进自己的身心健康。心理治疗学家们通过大量的实践，提出了精神强化暗示的公式。实施自我催眠的人可根据不同的情况套用这些公式。公式分为四种：中和公式："……没有关系"；强化公式："……可以比……更好"；节制公式："……可以不要……"；反对公式："尽管别人……自己却不要……"这四个公式中，以中和公式最为常用，效果也最为显著。根据这些基本公式，可以按照自己的具体情况有选择地采用，从而有效地进行种种自我暗示，并借此调节身心。

在来访者与我们后来的联系中得知，她使用了自我催眠方法后效果良好，失眠问题已得到了根本解决。

● **催眠师的体会**

在治疗失眠症的过程中，催眠师要注意的问题是，其一，没有必要将受术者导入很深的催眠状态，只要进入浅度催眠状态就可以了。其二，直接地诱导受术者进入催眠状态的暗示往往效果不一定好，而帮助其全身心及心理上的松弛则显得特别重要。如果受术者的全身心能处于松弛状态，他们自然就可以安然入睡了。其三，教给他们自我催眠方法是一种不错的选择。

五 催眠治疗个案（下）

1. 并无由头的婚姻危机

婚姻危机，在当下已不是什么新鲜事，离婚率逐年上升便是明证。说起原因，有出轨的，有经济问题的，有家庭暴力的，还有不生孩子的……所有这些，虽然让人听来扼腕叹息，但毕竟是事出有因吧。还有一种婚姻危机，是啥事也没有，却让人感到对婚姻失望，进而情绪低落，愁眉不展，严重影响生活、工作，当然更影响夫妻关系。没有任何理由结束婚姻，又对婚姻的现状严重不满。

我们的来访者，就是属于这种情况。

来访者是一位不到30岁的少妇，是在她的母亲陪同下来找我们的。初衷是认为自己心理上出了什么毛病，是来进行心理治疗的。她们主观上认为，可能是患上了抑郁症。

请听她的倾诉：

其实，我还真说不上我的老公有哪儿不好，人很老实，本分，在单位里工作表现也不错，收入状况也让人满意，我们家应该算得上是中产阶级了吧。婚后不久便有了孩子，孩子也很可爱。我们家是许多闺密羡慕的对象。可让我不能忍受的、让我无比困惑的、让我的情绪变得特别低落的是，为什么婚前婚后，老公对我的态度变化如此之大？

回想恋爱时分，那种亲密劲真是让人陶醉。看电影、逛公园、说情话、发信息、煲电话粥、视频聊天……我的每一件小事，每一个生活细节都在他的关注之下，有时我都嫌他太啰唆，当然这是甜蜜的烦恼。

我清楚地记得他在婚礼现场对我的庄严承诺：执子之手，白头偕老；爱我一辈子，永远不分离……蜜月旅行的情意缠绵更是我永恒的记忆……

可正式成家以后，我们之间的情与爱就像大海退潮般地离去。

他对我不再关注了。过去，我的每一个生活细节都在他的视野内，现在，我穿了一件颇为好看的新衣服都三天了，他竟没有任何反应，好像没看见似的。

他和我的话少了。回到家里，要不躺沙发上玩手机，要不就是打游戏。和我说话，用字惜墨如金，越短越好，用得最多的字就是"嗯"，"是"，根本没法聊。

他不再对我百依百顺了。会为一些生活琐事产生口角，冷战时有发生。

当然，我心里非常清楚，他还是爱我的，爱这个家的，可这温暾水的日子让人怎么过呀？我也想到可能并不是他的错，是我自己心理上出了问题，所以就来求助您啦！

催眠师：好的，我们先来解决第一个问题，你是不是心理上有问题，是不是患上了抑郁症，这很简单，让我们来做个心理测验吧。

催眠师让当事人做了《伯恩斯抑郁量表》，得分为 10 分，属于偶尔有抑郁情绪这一档次中的最高分，但未达轻度抑郁症的程度。

催眠师：测验结果告诉我们，你属于偶尔有抑郁情绪，但不是抑郁症。除了白痴，所有正常人都会有抑郁情绪。现在有个流行词叫"郁闷"，什么是郁闷？郁闷就是抑郁。每个人都曾经抑郁过，但肯定不是每个人都患有抑郁症。抑郁与抑郁症有着共同的行为表现，但仍存在本质的区别。这个区别既表现在程度上，也表现在持续时间上。举个更直观的例子来说吧，很多人有这种状况：如果你早晨上班时是家里最后一个出门的人，下了楼以后，你有时会觉得门没关上，一定要回去看一下心里才踏实，要不然一天上班都心神不宁。可是你一百次回头看，一百次门都是关得好好的，但不看一下就是不行。这叫什么？这叫强迫。患有强迫症的人下了楼觉得门没关上，回去看门关得好好的，再下楼又觉得门没关上，再回去看，来来回回有个几十趟。

当事人笑了："原来如此，那我这样肯定还算不上抑郁症。"

她母亲也欣慰地笑了。

我们解决了第一个问题，当事人没有病。

催眠师：没有病并不代表没有问题，问题本来就是生活的一部分，人类似乎就是为了解决问题而生的。接下来我们要做的就是解决你的问题。

催眠师：听说过催眠术吗？

当事人：听说过，我也很想接受催眠疗法，说实在的，我是看了您的书以后才慕名找您的。

催眠师：谢谢你，既然你已看过这方面的书，那些基本知识就没必要向你普及了，如果你愿意的话，我们就在愉快的催眠过程中解决问题吧。

当事人欣然接受。催眠师感到这是一个很棒的受术者，聪明，反应敏捷，主观意愿也很强。针对她的情况，催眠师认为没有必要把她导入很深的催眠状态，只需要进入浅催眠状态，达到身心放松、情绪宣泄、潜意识大门打开的目标即可。

● **第一次催眠**

催眠师：好的，你现在以自己感到最舒适的姿势躺在沙发上，不考虑形象，只要求感到最舒适。

催眠师：先来做几次深呼吸。你把一只手放在肚脐处，闭上嘴巴，用鼻子深深地吸一口气……感觉你的腹部在隆起。尽可能地憋住气，实在憋不住的时候，用嘴巴一点一点地吐出来，愈慢愈好……

催眠师：就这样再来三次，自己把握节奏。

催眠师：好的，现在你开始变得平静了……很平静，愈来愈平静……

催眠师手持一支铅笔，对来访者说：现在你双眼凝视笔尖，全神贯注地去看……

催眠师移动铅笔，观察来访者的眼球是否随之而移动，如随铅笔的移动而移动，则说明来访者的注意力是高度集中的。

催眠师：你的眼皮变得有点沉重，是的，很重。坚持一下，继续凝视笔尖……

催眠师：眼皮更加沉重了，有眼泪流出来了，眼睛想闭上了……好的，闭上眼睛吧，你会感到很舒服。

来访者闭上眼睛，催眠师观察到她的呼吸变得缓慢了。

催眠师拿出一个节拍器，把速率调到每分钟60次左右，打开节拍器，节拍器发出"啪，啪，啪"的声音。

催眠师：集中你的全部注意力听节拍器的声音，全神贯注！

催眠师：你现在更加平静了，外面的声音你还能听到，但愈来愈小了，只有我的声音非常清晰，与我保持着良好的沟通与联系。

催眠师：很舒服，非常舒服，你的身心愈来愈放松了……

催眠师：请眼皮放松，眼皮再放松……你体验眼皮放松后的舒服的感觉！继续体验……

面部肌肉放松，面部肌肉再放松……你体验面部放松后的舒服的感觉！继续体验……肩部肌肉放松，肩部肌肉再放松……你体验肩部放松后的舒服的感觉！继续体验……胸部肌肉放松，胸部肌肉再放松……你体验胸部放松后的舒服的感觉！继续体验……手臂放松，手臂再放松……你体验手臂放松后的舒服的感觉！继续体验……腿部肌肉放松，腿部肌肉再放松……你体验腿部放松后的舒服的感觉！继续体验……

催眠师：很好，很好，你现在已经完全放松了，你即将进入愉快的催眠状态，那将是一次奇特的心灵之旅，你以前没有体验过，今天我让你体验一下。

催眠师：你现在感觉特别好，放松的确会给人带好美好的体验。现在，你的手臂愈来愈重了，很重，不想动，一点也不想动，但是很舒服。我来抚摸一下你的手背，经过我的几次抚摸，你的手背将失去痛觉，肯定是这样的，不会错的！

经过几次抚摸并作强烈暗示后，催眠师用针扎她的手背，毫无反应，证明其已进入催眠状态。

催眠师：非常好！非常好！你的理解力与领悟力非常棒。接下来，你一听到我拍巴掌的响声，你将瞬间进入到更深的催眠状态，外面的声音完全听不见，只有我的声音非常清晰，与我保持着良好的沟通与联系。你的身心将彻底地放松，享受一次愉快的催眠之旅，肯定是这样的！不会错的！

随着催眠师拍巴掌的声音，来访者进入更深的催眠状态。

停顿约一分钟。

催眠师：好的，你已进入愉快的催眠状态之中，潜意识的门户已经敞开，我们可以有更好的交流与互动，没有任何障碍，也没有任何顾忌。其实，我们每个人在生活中都会遇上不开心的事。我会有，你会有，任何人都会有。这就是生活，真实的生活。想一生任何时候都快快活活是天真的幻想。当面对生活中不愉快的事情以及产生种种负面情绪的时候，有两种常见的处理方式，一种是把它深埋在心底；另一种是把它宣泄出去。如果采取第一种方式，久而久之，就会演化为这样、那样的心理疾病，如抑郁症、焦虑症。如果采取第二种方式，把它宣泄出去，那就啥事也没有了。所以，宣泄，是自我心理保护的一种有效手段。今天，我们就借在催眠状态中的良机，好好地作一番宣泄。宣泄过后，你一定会感到轻松愉快。宣泄的方式有很多种，最常见也是效果最为良好的方式是哭。

催眠师：你生活中也一定有不少委屈与酸楚吧？请回答我。你现在完全可以与我交流。

来访者：是的，的确有不少说不出的苦与痛。

催眠师：想想那些场景，让你感到苦与痛的场景。

来访者的面部显露出痛苦的表情，流出了眼泪。

催眠师：想哭就哭，不要忍着。

来访者的情感像开了闸的河水，奔涌而出，大声哭了起来，泪流满面。催眠师一面递上面巾纸供她擦泪，一面鼓励她放声大哭。

来访者的母亲在一旁感到担忧，想上前劝阻，被催眠师及时制止。

来访者约哭了 15 分钟，声音渐渐变小……

催眠师：好的，你已进行了一次充分的心理宣泄，你现在平静下来吧。再做三次深呼吸，用鼻子深深地吸一口气……感觉你的腹部在隆起。尽可能地憋住气，实在憋不住的时候，用嘴巴一点一点地吐出来，愈慢愈好……

催眠师：非常好，非常好。现在，你再次体验一下身体各部位放松的感觉。眼皮……面部……胸部……肩部……双臂……双腿……

催眠师：今天的活动就到这里，我马上要把你叫醒，醒来以后，催眠过程中的事情你已记不清楚了，你只是感到自己好像美美地睡了一觉。下面我来数数，从一数到三，当我数到三的时候，你的眼睛会突然睁开，手和腿突然恢复了活力，你重新回到清醒状态。醒来以后，你感到精神振奋，心情大好，肯定是这样的，不会错的！

催眠师：现在我开始数数：一、二、三！

来访者应声睁开眼睛，几秒钟后，一切恢复常态。

醒来以后，来访者感觉很好，连声对催眠师说：谢谢！

催眠师：今天就到这里，下次再来吧。我要给你布置两个作业：回家后独处的时候，用纸和笔写下对你老公婚后的感受。分为两部分，第一部分写他的种种不是，以及你对他的种种不满，尽情地写，不一定要成文，也可以写得夸张些。第二部分再想想他还有哪些优点，肯定有，这一点你也承认的。写出来可以给别人看，也可以不给。一切由你做主。如果你信任我，就给我看看，不给也行。

另一个作业是每天进行两次以上腹式呼吸训练，每次 5~8 分钟。

来访者表示一定会好好完成作业。显然，在本次催眠中她已经有了收获。

● **第二次催眠**

第二次催眠是在一周以后。

由于催眠的累加效应，来访者很快就进入催眠状态。

催眠师：你现在正处于一个非常轻松惬意的状态，我们可以开始交流了。

催眠师：上次我给你布置了作业，细数你们家老公的种种不是，也想想他还有哪些优点。想必你已完成了吧?

来访者：完成了。

催眠师：告诉我，你发现他哪些方面还是很不错的?

来访者：有的，有的。虽然我的一些生活细节他不那么关注了，但我稍微有点事还是很上心的。比如，上次我感冒发烧，他伺候我一宿基本没合眼；他为我们的儿子而自豪，常和朋友说有这么个好儿子是因为老婆找得好；我爸喜欢钓鱼，总是他去陪。仔细想想还是不错的。

催眠师：对啦！其实每个人身上都有优点，它需要我们用正面的眼光去发现。

催眠师：至于你所说的，也是困扰你的，他似乎对你淡了，不那么关心你的每一个生活细节了，这的确是事实，不容否认。但这并不表明他不爱你了，而是婚姻进入到一种新常态。随着婚姻这一法律形态把两个人的关系固定下来之后，浪漫的爱情必然褪色。那种一见钟情、销魂断肠、如痴如醉、难解难分的状态，再也不可能持续下去了。取而代之的则是先前从来不会出现的大量家庭琐事。这些事，既不好玩而又日复一日。如果说，那种浪漫的恋情在结婚的初期尚未完全消失，但随着婚龄增加，激情必然会递减。这个责任不在婚姻，因为这种感情本身的性质就决定了它是不可能持久的，时间久了，激情必然会归于平凡，陌生必然会变成熟悉，新鲜感必然会消退。用我们的话来说，你不可能总是处于催眠状态，你总是要回归到清醒的、现实的意识状态之中的。如果有谁还想延续催眠中的生活状态、生活方式，只能有一个结果，那就是失望。

有位作家曾在一本书上把恋人比作借来的"书"，令人好奇而动心，于是总想一口气将它读完；而把结婚后的爱人比作是自己买来的"书"，想的时候就去翻一下，不想的时候就将它搁置一旁，因为这"书"已经是自己的了。所以这位作家认为爱情生活激情澎湃，而婚姻生活静如止水。在现实生活中，也有不少人认为，爱情一旦步入婚姻，就会在婚姻中慢慢"老"去，原先的浪漫激情都会随着时间的推移，被生活中的诸多琐事所扰，进而一步一步走向清醒。

来访者：您的意思是这种情况不是我们一家，而是大部分人家都是如此？

催眠师：对！就是如此。这是一种正常现象。我们看电影、看戏总是有第一幕，第二幕吧？剧情总是在向前发展吧？你怎么能期待第二幕的戏与第一幕一模一样呢？

来访者表现出恍然大悟的神色。

催眠师：从深层心理分析看，你有完美情结。你在生活中是不是希望一切都是完满的？如果有哪儿有点缺陷总会耿耿于怀？

来访者点头承认。

催眠师：这是问题的根本，也是你需要调节的地方。现在你处在催眠状态，潜意识的门户已完全打开，请把一个观念植入你的潜意识——永远只能接近完美，不可能实现完美。苏东坡有句词你肯定知道：人有悲欢离合，月有阴晴圆缺，此事古难全。

来访者：我明白了，我今后会去这么想，这么做的。

催眠师：由于你的问题是出在观念上，出在完美情绪上，你不是病，也没有病。所以两次催眠对你而言已经够了，你不需要再来找我了。记住：心理问题最好是由自己调节。

来访者后来一直没找过催眠师，没有消息是最好的消息。

● **催眠师的体会**

当今社会，人们对自身心理健康问题愈来愈重视，这是好事。但大多数人对心理健康的相关知识了解得远远不够，最常见的现象就是不能分清心理疾病与心理问题的区别，误把自己的心理问题当作心理疾病。比如：有点抑郁就说自己有抑郁症；有点强迫就说自己有强迫症。正所谓：天下本无事，庸人自扰之。我们遇到过太多太多这样的人。以上个案中的来访者，就属于这种情况。另有一点忠告：作为心理咨询师，在没有把握区分来访者是"病"还是"非病"时，应该定义为"非病"。

完美情结是造成生活中许多"苦难"的元凶。作为心理咨询师，应着力于对这一情结的消除。道理很简单，如果你想世间的一切都是完美的，那么失望与痛苦必将如影随形。因此，类似这种的情况，完美情结应是治疗重点。

2. 减肥从"心"做起

来访者是一位花季少女，也是一个胖妞。身高 160 厘米，体重 85 公斤。胖是她心头最大的痛，也是她家人心头最大的痛。在这以苗条为美的年代里，肥胖者尤其是少女，光路人的眼神就能把你杀死。

来找我们的动机是：肥胖给她带来的心理压力几乎令她崩溃，孤独、自卑、把自己隔离于社会之外，令家人不胜担忧，怕出什么事，希望我们能够给予心理调节，并没有期待对减肥有什么帮助。

治疗活动从面谈开始。

家人：孩子的情况我在电话里已和您做了沟通，对于她的胖，我们做过太多的努力，总是不见效，好不容易瘦几斤，没几天又回来了。对于减肥，我和我孩子都没信心了，我们只是希望您能帮孩子调节调节心理，别再节外生枝了。

催眠师：调节心理现象，一定要找到引发这种心理现象的原因。你孩子之所以产生这一系列的消极心理现象，根源都在肥胖上，不解决肥胖问题，消极心理现象不可能消失，一时可能会好一些，但很快又会故态复萌。

家人：可是减肥减不了啊！我们已经尝试过多种减肥方法。

催眠师：为什么减不了呢？

家人：这孩子太能吃，也太爱吃。

女孩：那是因为我饿，饿得受不了才吃的。

催眠师：其实减肥的原理最简单了，如果消耗的能量（以卡路里计）大于吸收的能量你就会瘦；如果吸收的能量大于消耗的能量你就胖。所以，最常见的减肥方式就是少吃多运动。

女孩：可是我饿，不是我想吃，是我不得不吃，你不知道饿的滋味有多难受。

催眠师：我毫不怀疑你想吃东西是因为饥饿，可是，饥饿分为两种，一种是胃饥饿，另一种是嘴饥饿。

女孩：没听说过，还有胃饥饿和嘴饥饿？

催眠师：胃饥饿指吃饭是为了填饱肚子。因胃饥饿而吃东西一般来讲不会引起肥胖，那是身体的实际需要。嘴饥饿则是由心理因素所引发，它就是进食过多，引发肥胖的原因。

导致嘴饥饿的是以下几个原因。

人在童年时期常得到父母这样一些明确的指令和无意识的暗示："吃得多的是好宝宝，吃完饭将带你去玩……"，所有这些都诱发了儿童过量摄食的动机。于是，孩子吃得多就长得胖，家长还大加赞许，吃得愈多得到的社会评价就愈好的心理情结就此形成，这种情结一直影响到成年期的行为。

人在童年时期肚子饿的时候，往往也是心情不好的时候。如果这时吃东西，便得到慰藉，并心情转好。于是，在潜意识中便将食物的摄入与欢快的情绪联结起来。久而久之，就形成了一种无意识的心理定式，食物成了缓解痛苦感情的工具。

如此看来，你在许多情况下的饿，是嘴饥饿。嘴饥饿不是实际需要，而是心理问题。我有办法让你的嘴饥饿不再产生，你不饿了，就会吃得少。再加上体育运动，体重怎么可能不减下来呢？

女孩和她的家人均表现出惊喜，但又似乎不太相信。

家人：您用什么方法？

催眠师：一种心理疗法——催眠术。

家人：催眠术？它会搞坏我孩子的大脑吗？

催眠师：这不可能！这是一种安全可靠的心理疗法，还有点神奇。

女孩：我愿意！我愿意！只要能减肥，我什么都愿意。

催眠师：这样吧，你们回去上网查查有关催眠术的资料，考虑后再作决定，我也希望你们多多了解下催眠术，这也有利于在催眠施术过程中相互配合。

● 第一次催眠

几天以后，母女们再度来找我们，表示对催眠术已有所了解，并愿意接受催眠施术。于是，对女孩进行第一次催眠。

催眠师：好的，你现在以自己感到最舒适的姿势躺在沙发上，不考虑形象，只要求感到最舒适。

催眠师：先来做几次深呼吸。你把一只手放在肚脐处，闭上嘴巴，用鼻子深深地吸一口气……感觉你的腹部在隆起。尽可能地憋住气，实在憋不住的时候，用嘴巴一点一点地吐出来，愈慢愈好……

催眠师：就这样再来三次，自己把握节奏。好的，现在你开始变得平静了……很平静，愈来愈平静……

催眠师：很好！非常好！你有很好的悟性，现在已经很放松了……

催眠师：接下来，我喊"一"，你就举起左手，我喊"二"，你就举起右手。我喊得快你就举得快，我喊得慢你就举得慢。现在开始。

催眠师：一，二；一，二……

声音或疾或徐，同时观察来访者的反应，主要是看是否随催眠师的口令迅速作出反应。这种口令催眠法能够迅速排除来访者的杂念，从而进入催眠状态。

182

口令声戛然而止，来访者的动作随之停息。催眠师观察其呼吸状态，发现已变得平稳而缓慢，这表明：来访者已渐入佳境。

催眠师：现在，随着我的语言描述，展开你的想象，在头脑中出现鲜活的画面。

催眠师以低沉缓慢的声音描述一个场景：你正走在一条田园小路上……已经完全被周围的自然风光所吸引。道路两旁的树木郁郁葱葱，星星点点的野花点缀着开放在绿茵茵的草地上……天空湛蓝，万里无云，阳光明媚。你脚步轻盈地走着，心情愉悦极了……沿着小路继续往前走，边走边唱……你的声音非常美妙和动听，你感到在这里非常的放松和自由自在，就好像完全忽略他人的存在……

催眠师：很好！很好！你正在体验到一种非常舒服的感觉。你的全身都已经放松了，完全放松了。你的眼皮很重……手臂很重……腿也很重……不想动，一点也不想动……但是非常舒服。接下来，我数三个数，从一数到三，当我数到三的时候，你会感到突然脑海里一片空白，你将进入到更深的催眠状态。外面的声音将完全听不见，只有我的声音特别清晰，与我保持着良好的沟通与联系……肯定是这样的，不会错的！

催眠师：现在我开始数数：一，二，三！

约停顿一分钟。

催眠师：好的，你现在已处于非常舒适的催眠状态之中，身心已完全放松，潜意识的大门也已经完全打开，我们可以进入深层次的交流。

催眠师：你的眼前出现一个电视屏幕，有一匹骏马正在大草原上奔驰……你看到了吗？看到了请告诉我。

女孩：看到了，就是不太清楚。

催眠师：集中注意力，再仔细看，你会很清楚地看到。

女孩：看清楚了，它正在狂奔。

催眠师：这就对了，再继续看。

这说明，来访者已产生幻觉，治疗活动可以开始。

催眠师：好的，你的表现非常好。现在，你站在镜子面前，看着你自己。仔细地看……你的脸色有些凝重，情绪显得低落，坦率说，你的形象不那么完美，的确过于肥胖了……我知道，每个女孩子都有爱美之心，你当然也不例外。目前你的身材与体形完全与你的期望不相符，你感到沮丧……你流下了眼泪……

女孩果然哭了起来，看上去很伤心。

催眠师：放声地哭吧，哭完你会有一种如释重负的感觉。

催眠师：好的，好的，你已经哭了十几分钟了，完成了一次痛快淋漓的释放。现在，你再看镜子中的你，瘦了，渐渐地瘦了，身材不再臃肿……线条渐渐展现……那是一个美丽的姑娘，那就是理想中的你。定格！在脑海中定格这一画面！这个形象将清晰地存储在你的意识与潜意识之中。在以后的日子里，不断在向这个形象靠近是你的重要生活目标之一。告诉我，记住这个形象了吗？

女孩：记住了！这个形象将是我的生活目标。

催眠师：好的，今天我们的活动就到这里。我马上要把你叫醒，醒来以后，你会感到轻松，愉快，有活力，因为你经历了一次让心灵放飞的催眠过程。肯定是这样的，不会错的。以后，我还要给你做多次催眠，在你身体放松之后，你只要听到我数数，从一数到三，当你听到三的时候，就会迅速进入催眠状态。只有我的声音能有这个效果，别人的声音没用。肯定是这样的，不会错的。

催眠师：好的，现在我来把你叫醒，只要我一抚摸你的额头，你马上就恢复到清醒状态，现在开始……

催眠师抚摸来访者的额头，来访者立刻恢复清醒状态。

● **第二次催眠**

第二次催眠来访者进入催眠状态的过程就简单多了，催眠师先令其身体各部位放松，然后体验沉重感与舒适感，最后催眠师发出数数的信号，来访者即进入催眠状态。催眠深度介于浅度催眠状态与中度催眠状态之间，对于解决来访者的问题来说，这样的深度已经足够了。

第二次催眠，治疗工作的主要目的是进一步强化已存在于意识与潜意识之中的自身美好形象的视觉形象，同时强化减肥动机并作出积极的心理暗示。

催眠师：现在你处于非常放松的催眠状态之中，让我来和你的潜意识对话。

催眠师：科学家的研究已经证明，人愈是肥胖，寿命愈短。另外，过于肥胖，会给身体各器官造成过重的负担、行动不便，也很难得到异性的认可。所以，你需要减肥。医生已经说了，你的肥胖并不是由腺体病变而引起，只要不再吃得过多，只要少吃一点脂肪类的食物，你的体重一定能够很快地减轻。不会错的，肯定是这样的……

催眠师：是的，你已尝试过多种方法来减肥，但是没有成功。为什么没有成功呢？原因可能是多方面的，但其中最重要的一条，是你对自己减肥行为的信心不足。特别是一次减肥活动失败之后，更加强化了你对减肥困难的消极心理暗示。我们常常听到一些最后放弃了自己减肥计划的女性说："我太懒了，不愿锻炼"或者"我缺乏自制力，没法执行饮食控制计划"。这些消极的自我暗示给她们一种负面的心理影响，最终出现了她们所预期的结果。美国科学家曾组织54名妇女做了一个实验。实验要求这些妇女在9个月的时间内节制饮食，并进行锻炼。开始之前，实验者问这些妇女是否相信自己在这段时间内会减轻体重。其中28名相信能做到，其余26名则觉得自己做不到。结果在实验结束时，那些相信自己能做到的人比那些缺乏自信的人多减掉了30%的重量，她们确实苗条了许多。

要坚信自己能够达到目标。相信自己能够减轻体重，变得轻盈潇洒，这种自信，是开始减肥必须有的心理预期。在我们的生活中，在我们的工作中，有哪件事是我们自己都认为不能做好，而结果却是很完美的？没有！肯定没有！

要相信自己的能力。在实施减肥计划以后，要以肯定的语气对自己说："我是一个苗条、健康、精力充沛的女人"，"我的减肥计划一定能成功"。这样的积极心理暗示会促使我们有兴趣每天进行单调的练习或忍受一些痛苦。

多多鼓励自己。对于自己在减肥过程中所取得的每一个小小的进步都要多多鼓励，实质上这是对自我的一种肯定。多照照镜子，多幻想瘦下来的形象，会给你新的动力。肥胖者还可利用奖励的办法来坚定自己减肥的决心。如每坚持减肥一天，就丢一个硬币进储钱罐，奖励自己买喜欢的东西。但是请记住，千万别往嘴里奖食物。

催眠师：我的话你听明白了吗？

女孩：听明白了。

催眠师：你放心，我不是用空话来安慰你，也不是用心灵鸡汤简单地帮你励志，我会有一系列具体而科学的方法让你确实感到不饿，让你再经过体育运动把体重减下来。但你自己一定要有强烈的动机与高度的自信。这是必需的！

女孩脸上露出了笑容。

催眠师：你现在可以说话，高声说三遍：我能行！

女孩：我能行！我能行！我能行！

催眠师：很好！很好！

催眠师：你现在每天都在进行体育活动吧？

女孩：是的，还有健身教练指导。

催眠师：坚持下去，你很快就会没那么强烈的饥饿感了，再加上运动，体重会有明显下降的。

催眠师：今天的催眠就到这儿，和上次一样，醒来以后你会有非常良好的感觉，我马上就把你叫醒。

…………

● **第三次催眠**

诱导来访者进入催眠状态，开展治疗活动。

本次催眠治疗的主要目标是与来访者共同分析嘴饥饿的原因，并在意识与潜意识层面植入一个重要的观念，在许多情况下，进食并非来自实际需要。

催眠师：好的，你已经处于一种非常放松的状态，思维也特别敏捷。今天，我要与你共同讨论一个问题，为什么会出现嘴饥饿的情况？产生的原因有哪些？把这些问题搞明白了，对克制自己的食欲会很有帮助，也有利于下一步具体行动的展开。

女孩：好的，我也很想知道。

催眠师：下面我将给你讲一些有关嘴饥饿的研究资料，通过这些资料，你就会知道嘴饥饿是因何而发生的了。

嘴饥饿首先来自潜意识中对饥饿的恐惧。为什么越是贫困地区请客越是讲排场，所上的菜多得肯定没法吃完？而越是富裕的地区越是讲究节俭？为什么暴发户总是喜欢大吃大喝？分析其深层心理动机，那是潜意识中对饥饿及贫穷的恐惧。有学者指出："有机会就吃"，是人类祖先生活在艰苦时代留下来的文化遗产。古人谋食不易，一旦获得食物，就尽量填饱肚皮，供以储存，熬过饥饿阶段。在长期饥饿之后，一旦获得食物，此种多吃储备的文化现象便显而易见。此种文化倾向流传下来，即使在今天的生活中食物并不匮乏，但潜意识里的心理倾向仍然存在。因此，节食是一种勉强的、理性的、违反本意的自我限制。肥胖者在减肥初见成效之后，或美食置于前之时，潜意识中"有机会就吃"的冲动就浮现出来。

嘴饥饿的第二个原因是受环境暗示。

心理学家沙赫特所做的实验得出这样一个结论：肥胖的人之所以难以控制他们的体重，是因为他们对环境里不可控制的外界线索作出反应而进食。体重正常的人正好相反，他们吃东西主要是对内在的生理腺作出反应。正常人进食，是因为内在的摄食系统"告诉"他这样做，而肥胖的人不论在什么时候碰到和食物有关的外界刺激就会发生反应。也就是说，他们进食的真正原因不是一种实际的需要，而是受环境暗示的结果。换句话说，是被环境催眠了。

例如，走过甜食店或是在电视上看到食品广告，他就吃东西。体重正常的人也碰到同样的刺激，但是他的摄食并不受到外界控制，因此并不作出反应去弄东西吃。如果肥胖的人把自己和这些刺激隔离开，那对他来说要变瘦就很容易。实际情况就是这样。如果把胖子送进医院，让他们没有电视、杂志和一切与食物有关的刺激，他们就会降低体重，而且并不感到有多么的痛苦和不舒服。但是当他们出了医院，回到了有冰箱、餐厅的世界，那儿有麦当劳汉堡，31 种口味的冰淇淋，情况又会怎样呢？一点不错，他们又重新恢复了体重。

进一步实验表明，肥胖者主要受到以下三个外界线索的影响。

肥胖者所依据的第一个外在的线索是时间。

在一次精心设计的实验中，沙赫特和格罗斯发现，当你骗胖子使他相信是吃饭时间（钟表是一种外部刺激）到了，他们就会吃东西，而体重正常的人却不吃。被试在下午较晚的时候，被带入实验室参加实验，在他们工作的房间，有一个座钟拨得比正常的快一些或慢一些，如果准确的时间是 5:30，把钟弄得快一点拨在 6:05 或慢一些拨在 5:20。做实验的人走进屋子，大声地咀嚼饼干，手里还带着一盒饼干。他把饼干放在桌上，请被试随意食用。如果钟上指示 6:05，那么胖子所吃的量大约是钟指示 5:20 时的两倍，而体重正常的人就相反。他们在 6:05（伪造的时间）时吃的量比在 5:20 时吃的量较少。他们说不愿多吃，因为那样即将来临的正餐就没味了。总之，肥胖的人对钟表这一外部刺激作出反应，增加食物的摄取量，就因为他们认为这是吃饭时间。由于在两种情况下真实的时间都是 5:30，内部刺激应该是相同的，如果他们的饮食受内部控制，那么不管钟表指示 6:05 还是 5:20，他们应该摄取相同的食物量。

影响进食行为的第二个重要外在线索是食物的色、香、味。

心理学家拿了两大杯不同的冰淇淋要被试品尝，以决定哪一种比较好吃。被试可以自行决定要吃的量。只要被试认为所品尝之量足以判定哪一种比较好吃。这两杯冰淇淋中，有一杯掺有奎宁，另一杯则是可口的冰淇淋。结果发现，胖子常是将好吃的那杯全部吃完，而带有苦味的那杯尝一口后，才说出哪一种比较好吃。而非肥胖者则是每样各吃一匙，就说出哪一种比较好吃。

影响进食行为的第三个重要外在线索是食物的易取程度。

心理学家设计了一个实验：在一个房间的桌子上放一碟三明治，此外，冰箱里也存放着三明治。碟子中的三明治，有时放许多片，有时只放一片。被试愿意吃多少就吃多少。碟子中的三明治不够时，可以到冰箱里去取。结果发现，肥胖者趋向于放几片吃几片。非肥胖者则是两次较为恒定。如平时吃 3 片，当碟中是 10 片时，他只取食 3 片；如碟中是 1 片时，则到冰箱里自取两片。肥胖者则懒得去冰箱取食。

以上实验表明：肥胖者的进食行为，较多地受到外在刺激的影响，非肥胖者则受到体内因素的调解。有人推测：肥胖者不能区分饥饿与焦虑、恐惧、生气等唤起状态的差异，因此，必须依赖外在线索引导进食行为。

催眠师：你说说看，上面的这些情况有哪些与你的行为相符？

女孩：我就是这样的，一到饭点就想吃，哪怕之前半小时刚吃过零食；一看到好吃的东西就想吃，美味对我有一种特别的诱惑力；桌上放了吃的东西，也不管是不是刚吃过饭，伸手就拿了吃。

催眠师：过去你总认为想吃是因为饿，现在想一想，是不是有不少情况，并不是由于实际需要，而是嘴饥饿，即平时人们所说的"馋"而去吃东西的？

女孩有点不好意思地点点头。

催眠师：现在，我给你下一个指令，这个指令你在醒来以后必须要执行，如果不执行，你会感到焦灼不安。

催眠师：从今天开始，当你准备吃东西之前，你的头脑里会迅速闪出一个念头：我有实际需要吗？如果有，我就吃。如果没有，我不会去吃，在这种情况下，不吃也不会有什么难受的感觉。肯定是这样的，不会错的！

好的，今天就到这里，我马上把你叫醒，醒来以后，你的感觉会很好。

● **第四次催眠**

术前催眠师与来访者交流，主要观察其情绪状态。结果发现，来访者情绪状态良好，对减肥的自信心也很足，与催眠师的关系也十分融洽，这就为下一步的心理调节打下了良好的基础。

诱导来访者进入催眠状态，开展治疗活动。

本次治疗的目的在于帮助来访者建立新的条件反射，并在潜意识中形成催眠后暗示，改变不良生活习惯。

习惯是自动化了的条件反射链索系统，改变一个旧的习惯建立一个新的习惯是一件比较困难的事情。除了意识层面的抗拒以外，潜意识层面的抗拒尤其强烈。为此，催眠师决定本次催眠把来访者导入更深一些催眠状态，即中度催眠状态。在来访者呈现出躯体放松、四肢沉重的行为表现之后，催眠师作进一步加深的暗示。

催眠师采用意象中的下楼梯法来加深催眠状态。作如下暗示：

你站在楼梯口马上就要下楼梯了……

再做三次深呼吸……

楼梯有 10 层台阶……每下一层台阶，你将感到更加放松……更加舒服……

10……从楼梯上走下的第一步。你惊喜地发现自己摆脱了紧张的困扰。就像任何一次旅途中迈出的第一步……第一步通常是很重要的……

9……第二步，你感觉自己好像在舒适、晴朗的天气里散步。走得越远、下的台阶越多，感觉就越舒服，离烦恼和担忧也越远。

8……紧绷的感觉慢慢变得松弛，温暖和凉爽取代了它们。

7……你看见许多色彩。也许是楼梯或墙壁的颜色……或者是天空，是墙上图画的颜色。灰色能带来一阵凉爽的风，吹遍你的全身……

6……你下到楼梯的一半了。你看到了绿色，就像室外的草坪。看到大红色、粉红色或黄色、金色、棕色，甚至是黑色或白色，这些颜色交织在一起或清晰地分开……像是从万花筒中看到的画面，在深度放松中，你看到色彩缤纷的彩虹……帆船或小艇……油画……气球。

5……随着你继续往下走，放松的感觉传遍了全身……如此舒服，如此安全，你正在享受这种体验……

4……感到越来越放松。

3……下到楼梯的一个新高度。你能感到身体的温暖，或者是凉爽。整个人仿佛置身一幅油画，或某个景点之中……

2……快要到了。

1……你感到了深度的放松……你已经到达了宁静平和的境界。你的手臂变得越来越轻，好像要飘起来了……就像一片树叶……你进入到了更深的催眠状态！

催眠师：好的，你已进入更深的催眠状态。现在，我要求你手臂肌肉紧张，再紧张；腿部肌肉紧张，再紧张；背部肌肉紧张，再紧张！加上指令，边抚摸其相应部位肌肉……

随着催眠师的指令，来访者肌肉紧张，硬如一块铁板，已完全可以进行"人桥演示"，这说明其真正进入到了中度催眠状态。

这时，催眠师对其进行改变饮食习惯的暗示。

催眠师：今后，你将减少饮食的量，并少吃那些高脂肪的食品。不过，这绝不是什么人强迫我这么做，而是你自己心甘情愿地这么做。这么做并不是限制自己，仅仅是改变一下饮食习惯而已。人们不是经常想到要改变自己的某种习惯吗？这非常正常，不会产生什么情绪上的苦恼，更不会产生敌意。不良习惯改变后，人会变得更加完善，这相当令人兴奋、令人愉悦。好的，从现在起，你就改变过多地摄入碳水化合物、动物性脂肪和甜食的习惯。这不会产生任何苦恼，而会使你体态健美、心情舒畅。肯定是这样的，你完全能够做到这一点。

催眠师：你听明白了吗？

女孩：明白了。

催眠师：好的，我们继续。

催眠师：体重剧增的一个重要原因是，你习惯于在一日三餐之间，吃一些点心和甜食，这是一个很不好的习惯。其实你也知道这一点，只是克服不了。今天，我教你一个方法：在冰箱和食品橱上贴上一个红色标志，然后反复告诉自己：除了一日三餐，在其他时间看到这个红色标志心里就不舒服，就会回避，不想去接近它，接近它让你心里感到很不舒服。肯定是这样的，不会错的！

催眠师：醒来以后回到家里，你一定会这么做！否则你会非常不舒服。明白了吗？

女孩：明白了，我必须这么做！

催眠师：我要求你做的另一件事是控制进食和地点。第一，只在一定的地方、一定的时间内就餐；第二，不边看电视边进食。

女孩：我懂了，我会这么做的。

催眠师：一种习惯的改变不是件容易事，你今后还会有嘴馋的时候，在见到或想到食物时，产生食欲的条件反射。这也不难解决，你可以用其他行为来代替进食。比如想吃的时候作一次轻快的散步，喝一杯水，就是坚持不进食。

催眠师：你还要尽量避免单独进食，和家人或朋友一起吃。在亲朋好友当中，"聘请"几个对自己有影响的"监督员"。这样，他们可以控制你的饮食。

催眠师：只要你做到以上这几条，你将不再受嘴饥饿的困扰，你不会再嘴馋啦！这不难做到，也不会在心理上引发痛苦，因为我已经在你的潜意识里面改变了你的习惯。这就是催眠术的妙处所在。

催眠师：我重申，你必须做到以上这几条，要不然你真的会很难受，一定是这样的，不会错的！

催眠师：好的，今天的活动就到这里，我马上把你叫醒，醒来以后你的感觉会很好。

来访者醒来后，催眠师给她布置任务。

催眠师：你的嘴饥饿的问题已基本解决，接下来，我将再给你做两次催眠以强化效果。你现在要做一件事，就是订一个减肥计划表。表中设置近期目标、中期目标、长期目标。目标不要定得太高，小步子前进，只要看到进步就可以。坚持体育运动，加上你再也不会出现嘴饥饿，饮食得到了很好的控制，你的体重一定会下来的。要有信心，也必然会出现这样的结果！

女孩喜形于色。

● **第七次面谈**

在此之后，催眠师又对她进行了第五次、第六次催眠，进一步强化新形成的条件反射，即生活习惯。

第七次见面时，催眠师没有进行催眠施术，只是与她进行面谈，作一些指导。

催眠师：我们的催眠活动就告一段落了。也许你感到在催眠过程中，以及醒来以后很舒服，还想继续。但我要说的是：治疗不能成为常态，在基本问题解决之后，还是要自己面对生活。

女孩：是的。

她说这话时还是有点依恋。

催眠师：我再教你一种精神强化暗示的方法。在生活中遇到问题时可以用用它，会有帮助的。

精神强化暗示的公式有四种：

中和公式："……没有关系"；

（我现在体验到，不吃零食真的没有关系）

强化公式："……可以比……更好"；

（去散步的感觉比在家看电视、吃零食的感觉好多了）

节制公式："……可以不要……"；

（一旦我看到贴在冰箱上的红色标志，我的食欲就没了）

反对公式："尽管别人……自己却不要……"

（尽管美食非常诱人，可我却不想去吃它，因为没到进食的时间）

催眠师：记住，先做几分钟的深呼吸，然后进行这种精神强化暗示，效果会更好。

催眠师：好的，我们的工作到此结束，今后有事可电话联系。

● **催眠师的体会**

减肥，必须从"心"做起。试以戒毒为例，吸毒者到戒毒所后半个月，生理脱毒就会全部完成。在接下来近两年的时间内，主要工作是心理脱毒。虽然耗时很长，心理上的脱毒还是相当困难。离开戒毒所后，复吸的概率约 98%。由此可见，心理脱毒是多么的艰难。同样道理，减肥的关键在管住嘴，戒掉馋。这显然是一个心理问题，当然需要用心理的方式去解决。

从操作技术的角度看，在催眠状态中设置多个"催眠后暗示线索"非常重要。这些后暗示线索植入到潜意识中，它就能在清醒状态时控制我们的进食行为，而且我们并不感到痛苦，建议多多采用。

3. 考场上的恶魔

甲：考试中遇到的最郁闷的事是什么？

乙：遇到不会做的题目。

甲：不对！

乙：那是什么？

甲：最郁闷的事是那些题目考前会做，考后也会做，就是在考场上做不出来。

的确，"十年寒窗苦"，不就是为了那关键一场的搏杀吗？而这一场发挥不好，实在是冤得慌。中国科学院心理所王极盛教授连续五年对高考状元进行跟踪研究，结果发现在影响高考成绩的二十个因素中，排名前三的因素是：考试中的心理状态；考试前的心理状态；知识基础。可见，心理因素对考试成绩有多么重要。在影响考分的消极因素中，排名第一位的就是怯场了。它是考分最直接、最可怕的杀手。

由于职业的缘故，我们见到许许多多怯场的孩子，学习能力与学习基础都很不错，平时测验与小考都还行，一到重大考试就会考砸。不要说他们自己和家人痛苦，我们看到后也为之深深惋惜。

怯场有什么样的行为表现呢？

　　"我在平时都是复习得好好的，可一进考场就头晕目眩，心跳加快，原来记得滚瓜烂熟的东西竟忘得无影无踪了。但等我一离开考场，这些刚才怎么都想不出的内容却又毫不费劲地回忆得一清二楚了。"

　　"考试时一拿到试卷，我的手就情不自禁地发抖，字都难写好，背过的东西忘得差不多了，那些容易的题目也会把我卡住。一般过了十分钟左右，这种情况才会逐渐消失，才能静下心来答题。"

　　"当考试临近时，我就开始紧张起来，心里头总是有点怕怕的。所以在复习看书时容易走神，思维呆滞，看不进东西，对一些已经复习好了的内容极易遗忘。身心感到疲惫，爱（或想）发脾气，生理规律有时失控，如尿频、打冷战等。很令自己苦恼和害怕。"

　　显而易见，这样的行为表现是不可能把考试考好的，他们的发挥一定是在正常水平之下。而高考的分数对考生有多重要呢？以江苏省为例，中等成绩的考生，每相差一分，在省内排名约相差 2000 名。

　　怯场不仅表现在考场上，也表现在赛场上。澳大利亚的罗·克拉克是 20 世纪 60 年代世界著名长跑选手，从 1963 年至 1968 年曾 17 次打破世界纪录，被称为田径场上的奇才。然而，正是这位出类拔萃的优秀运动员，在他参加的两届奥运会（1964 年、1968 年）上均未登上冠军的宝座，仅获得过一枚铜牌。并且，在两届奥运会当年他的最好成绩都大大超过了奥运会冠军的成绩。因此，克拉克被人们称为"伟大的失败者"，"克拉克现象"则是指平时训练水平高、成绩好的运动员在比赛场上屡屡失常的现象。

在怯场状态中，人们会出现以下生理、心理反应。

● 生理上可能出现面红耳赤、心跳加速、手心出汗、肠胃不适、头晕恶心、全身无力或发抖甚至昏倒等症状。

● 行为上可能出现呼吸急促、手足无措、尿频尿急、表情僵硬、说话结巴、音调怪异，甚至抓耳挠腮等表现。

● 精神高度紧张、恐惧，心烦意乱，焦虑急躁，或无精打采。

● 注意力难以集中，心猿意马。

● 记忆受阻，知识重现困难，大脑一片空白，本来会的问题不能作答。

● 感知觉混乱，感受性降低，视听发生困难，甚至产生错觉。

● 思维迟钝、混乱，无法从容进行思考，不能正常进行分析、归纳、判断、推理和论证。

● 行为紊乱，动作的准确性降低，不连贯、节奏感差，即使是熟练的动作也会出错。

● 严重者有发生短暂性失忆的可能，即完全回忆不起某个特定情境。

不难想见，如果一个人的能力不能正常发挥，活动的低效率与低效益是必然的。

本次前来咨询的来访者是位高三学生，小伙子白白净净，戴着一副眼镜，说话细声细气。还有几个月就要高考了，他前来找我们寻求调整状态。他的问题清晰明了，就是考试怯场。题目考前全会做，考后也没问题，一到考试，立刻就蒙了，脑袋里一片空白，很简单的题目，很熟悉的内容就是做不出来。他已经经历了一次高考，以失败告终。又复读高三，情况并没有什么好转，眼看没几个月又要考试了，经历了一场激烈的思想斗争才来找我们。

催眠师：来找我们，为什么要经历一场激烈的思想斗争？

来访者：因为我害怕别人知道了说我有精神病。

催眠师：呵呵，我可看不了精神病，你也不是精神病，甚至都不是心理疾病，只是心理问题。心理问题每个人都有，只是表现的方式与程度不同而已。

来访者：所有的人都有心理问题？

催眠师：是的，无一例外。有位美国心理学家把话说绝了。他说：如果说能够在世界上找到一个人，这个人在所有的心理测验中所有的项目得分都正常，那么，我要说，这是另外一种类型的心理不健康。

来访者：那么也就是说，我有点心理问题很正常？

催眠师：再正常不过了。

来访者阴着的脸上掠过一丝笑容。

催眠师：不仅你有心理问题很正常，还要告诉你的是：怯场几乎是一种人皆有之的经历。

20 世纪 80 年代，美国的心理学家做过一项有趣的调查，题目是："你最害怕的是什么？"调查结果让大家大吃一惊：排在第一位的居然是"当众演讲"。人们害怕公开演讲甚至超过了对"死亡"的恐惧，甚至如亚伯拉罕·林肯、马克·吐温等名人也不能幸免。

你知道有一位叫梦露的世界级影星吗？全世界的亿万观众对她如痴如醉。这不仅是由于她有倾城倾国之色，还因为她的表演真切、自然、潇洒，充满了自由感。鲜为人知的是，在她成名前的几年，就有了好几次参加电影拍摄的机会。但她发挥不好。每当她开始念台词，或面对摄影机的时候，她就感到恐惧，浑身发抖，无法自然地说出台词和做出动作。梦露很具魅力，又有很好的表演素质。但是，任何一位导演都无法让这位怯场的演员好好地演出。

后来，一位医生把梦露介绍到催眠师那里。这是一位富有经验的催眠师，他认为这种怯场的表现是缺乏自信和自卑感严重导致的。很可能是与小时候在学校演话剧时，或参加联欢会表演时忘了台词或怯场的经验有关。经分析，梦露果然有与之相类似的经历。于是，催眠师对她进行了催眠治疗。经过数次治疗以后，梦露的怯场表现消失殆尽，后来在一部影片中担任重要角色，一举成名。

来访者的脸上露出惊喜的神色。原来怯场的不是我一个人；原来那么多的名人，也有过怯场的经历。

催眠师：是的，你既不是第一个怯场的人，也不会是最后一个怯场的人，也不是怯场表现最严重的人。

催眠师：有很多方法可以治疗怯场心理，高考即将临近，你的时间很紧张，催眠治疗的速度比较快，建议使用催眠术来解决问题，你看如何？

来访者与陪伴他的家人均表示同意。

● **第一次催眠**

容易产生怯场心理的人，通常都是受暗示性比较高的人。他们之所以发生怯场现象，就在于他们受到了消极的心理暗示。他们这种易受暗示的特征，是致病的根源，也可以利用这一点解决他们的问题。

为此，催眠师对他进行了暗示性测查，果然是一位受暗示性极高的人，估计让他进入催眠状态是一件比较容易的事。

果然，在呼吸放松训练之后，来访者的呼吸就变得缓慢，均匀……

随着催眠师的一声口令，来访者进入催眠状态，虽然程度不是很深。事实上，解决他的问题并不需要很深的催眠状态。

催眠师：好的，你已经完全进入彻底放松的催眠状态之中了……现在你的眼皮很重……手臂很重……腿也很重……但是很舒服，非常的舒服……想象一下，你好像感觉自己躺在一片云彩上，自由漂浮……这个画面已经出现在你的脑海里，愈来愈清晰……肯定是这样的，不会错的！四周环绕着柔和的光线，面颊上有清凉的微风拂过……你的脸上露出婴儿般的微笑，各种纠结，各种杂念离你而去，整个身心愈来愈轻松了……

催眠师：很好，你已经体验到了这些画面，以及它们给你带来的愉悦的感觉，再做三次深呼吸……你会更加强烈地体验到这种感觉！

催眠师：好的，你现在思维特别流畅，记忆力也非常好。回忆一下，告诉我，让你最感到痛苦、给你留下最深印象的一次怯场经历。你现在可以说话，可以与我进行很顺畅的交流。

来访者脸上流下了眼泪。

来访者：其实，我以前考试并不怯场。中考的时候，我还是发挥得挺好的，考上了重点中学。那是进入高中后的第一次物理考试，那天，我恰好患重感冒；那天，我父母早晨起来就大吵一场。我很爱我的爸妈，可我爸妈的关系一直不好，这是我最心痛的事情。多少年来，一看到他们吵架，我就六神无主，心如刀绞。所以，那次物理考试，我考挂了！两天以后，我在过道里遇上物理老师，他劈头问我一句：你是自费生吧？我不是自费生，我是正经考进来的，老师不经意的一句话，给了我极大的伤害，让我难受了许多天。我暗下决心，下一次考试一定要考好，考得非常好，让他看看我的真实水平到底是个什么样。谁知越是想考好，越是发挥不出来，真把人急死了。这个阴影迅速扩展，其他科目的考试也不行了。我开始怀疑自己，怀疑人生。一到考试，我的脑海里就会出现物理老师那蔑视的神色，接下来我的脑袋就一片空白……去年参加高考，结果是一败涂地，我伤心欲绝，全家人都是苦脸相对。我知道全怪我自己，全是我的责任……

说到这里，来访者泪流满面。

催眠师：你放声地哭吧，不要压抑自己。

来访者痛哭一场，约20分钟后渐渐平静。

催眠师：好的，我们已经找到了让你心理蒙上阴影的那个事件。同时，也证实了一件事，你的考试怯场是由事件引发的。当然，与你对事件的认知与解释有关，这暂且不论，有一点是可以肯定的，怯场并不是你固有的特质。你同意这一说法吗？

来访者：我同意。我以前考试基本上都能正常发挥，还有过超常发挥的呢。

催眠师：非常好！现在，我再让你全身心进一步放松。

眼皮放松……

面部肌肉放松……

肩部肌肉放松……

胸部肌肉放松……

手臂放松……

腿部放松……

催眠师：你现在全身心更加放松了，非常舒服。很好！你刚才提到你曾有过考试中超常发挥的经历，请把这段经历回忆出来，你完全能够清晰地回忆。是的，当时的场景，已经浮现在你的脑海中……告诉我，给我描述一下当时的情景。

来访者：那是初二时的一次期末考试，是考数学，记得天气已经很热了，一早起来，我就感到状态挺好的，心情不错。吃早餐的时候，我们家的小狗跳到我的腿上，乖乖地坐在我身上，向我献媚……我摸着它光滑的毛皮，感到很惬意。我跟小狗开玩笑地说：狗狗，哥们今天要是发挥上佳，考个好成绩，回头给你买牛肉干。小狗不停地向我摇尾巴，像是预祝我考试成功……这个场景我印象很深。那场考试我真的发挥很好，下笔如行云流水，思维特别活跃，记忆力也超强，最后一道数学题从来没有见过，它需要把以前学过的三个知识点联系起来才能解决，是一道超难题。我乍一看无从下手，再一思索竟找到了突破口，思路有了，解题也就不难了。事后才知道，全年级解出这道题的不超过十个人。

来访者：那是我最得意、最辉煌的一场考试。唉，谁知好景不常在，好事不再来。

催眠师：重要的是你有过考试超常发挥的经历。

催眠师：今天的催眠活动就到这里。空下来时多回忆那次超常发挥的考试，尤其是其中的一个细节——小狗向你摇尾巴的那个场景。

催眠师：好的，我马上把你叫醒，醒来以后，你会有非常良好的感觉，肯定是这样的，不会错的。

● **第二次催眠**

第二次催眠的导入过程比较简单，略去不述。

本次催眠的目的在于消除来访者的心理阴影。根据催眠师的分析，来访者有两个心理阴影，一个阴影是他的物理老师，另一个阴影是考试。这两个阴影彼此有关联。是物理老师引发了他的考试怯场；考试怯场的经历又强化了对物理老师的心理阴影。二者互为反馈，从而使得对考试的恐惧感愈来愈强，怯场现象愈演愈烈。

清除心理阴影，首先从清除第一个阴影着手。

催眠师：我们今天来说说那个物理老师的事。

提到物理老师，来访者脸上露出痛苦的神色，似乎是想回避这个话题。

催眠师：小伙子，我们面临着问题，问题无可回避。问题并不可怕，问题本来就是生活的一部分。每个人生活中都会遇到问题。让我们一起去解决它吧！

来访者：好吧（声音中还是有些无奈）。

催眠师：让你的思绪随风飘荡，又回到了与物理老师在教室过道里相遇的场景……他在说：你是自费生吧？

来访者打了一个寒战，这说明，这件事对他的刺激很深。

催眠师：现在我们公允地评价一下，作为老师，说这样的话对不对？

来访者：我觉得不对！

催眠师：我和你的评价一样。不对，也不好。不论你是不是自费生，他都不应该说这样的话。

催眠师：由于老师的错误，让你受冤枉、受委屈了，这件事错在老师。但我想和你讨论另一个话题，人的一生当中，能从来不受冤枉和委屈吗？

来访者：好像也不太可能。

催眠师：不是好像不可能，而是绝对不可能。所以，人要有心理承受能力，或者说是挫折耐受能力。别人的有些做法确实不对，确实不妥，但我们自己如果有一颗一碰就碎的玻璃心，又把所有的责任都推到别人身上，似乎也不妥。你以为呢？

来访者点点头，若有所悟。

催眠师：人与人之间在交往中难免会造成某些伤害。作为伤害别人的一方，有的人是有意所为，蓄意伤害别人；有的人却是于无意之中伤害了别人，伤害完了，他自己可能还不知道。现在我们来评估一下，物理老师当年对你的伤害是蓄意的呢，还是无意的呢？

来访者：这我怎么知道？

催眠师：能够知道，从他的为人可以作出推断。说说你们同学对这位老师的评价。

来访者：同学们普遍反映这位物理老师讲课水平不错，有问题请教他也能做到诲人不倦，就是态度有点生硬，一个问题讲两遍学生还不懂的话，就会呵斥学生。

催眠师：明白了，这是一个能力强，内心善良但情商不高的人。你同意我的说法吗？

来访者：同意，我听说过，2008 年汶川地震，他是我们学校捐款最多的老师。

催眠师：但这种人由于个性使然，常常容易误伤别人，注意！是误伤。而你不幸中枪了。

来访者一声叹息。

催眠师：被误伤很不幸，被误伤也很难避免。全国每年死于车祸的有近 10 万人，他们哪一个不是被误伤？那种伤害直接剥夺了生命，跟那些人比起来，我们还算是幸运得多。

来访者：是的，这么一比较，我受的伤害还真是小事。

催眠师：原谅来自老师的误伤吧，原谅别人就是放过自己。

来访者：好的，我要原谅他，也要放过自己，别让怯场的阴影再纠缠我了。

催眠师：这就对了！现在，你脑海里又出现物理老师的形象了，说说你此刻对他的感受。

来访者：他好像不那么让人讨厌了，是的，他冷峻的脸色中似乎也透露出一丝慈祥，他还是一位挺负责任的老师……

催眠师：记住他脸上的那一丝慈祥，这个形象将替代原先物理老师的形象，肯定是这样的，不会有例外！

催眠师：今天，我们已经解除了一个心结，心结解除之后，人有一种释然的感觉，人会变得很轻松，因为扔掉了一个沉重的包袱。

催眠师：我们下次还要做催眠，在下次催眠的时候，只要我报出一串数字——789456123，你将瞬间进入催眠状态，肯定是这样的，不会错的。这串数字只有我报出才有效，别人说的没用，你自己说的也没用，只有我说的才有用。一定是这样的，不会错的。

催眠师：我马上把你叫醒，醒来以后你会感到神清气爽……

● **第三次催眠**

来访者第三次来到催眠师工作室，就迫不及待地告诉催眠师，他的精神状态比以前好多了，复习的效率也有很大提升，对未来的考试开始有信心了。

催眠师：这很好，继续下去，你就会进入一个良性循环。即状态好了，复习就有信心；有信心了，效率就会提高；效率高了，状态就会更好。

催眠师：今天要做的功课是，正确认知考试中的紧张与压力，在意识层面和潜意识层面固化正确的观念。

来访者：老师，我听您的。

催眠师：现在我们开始，请听我的口令，你一听到我的口令，就即刻进入催眠状态。789456123，来访者旋即进入催眠状态。

催眠师：现在，我说一个词，你立即告诉我听到这个词的反应。

催眠师：考试。

来访者：紧张。

催眠师：还体验到压力感，是吗？

来访者：是的。

催眠师：其实，任何一个人参加考试都会紧张，都会有压力。因为考试的结果对任何一个考生来说都具有不确定性。成绩差的同学可能考得上，可能考不上；成绩中等的同学发挥得好能考上心仪的学校，发挥得不好只能上差一点的学校；成绩顶尖的同学也有可能发挥不了最佳状态的问题，每年高考后都会产生文科状元与理科状元，还是这帮人，重新考一次，有很大可能，状元会易人。所以，考试结果对任何人都具有不确定性，所以，任何一个考生都会体验到紧张与压力，没有例外，绝对没有例外。紧张与压力是人皆有之的体验。

来访者：哦！

催眠师：任何一个人参加考试都会紧张，都会有压力，不仅如此，紧张与压力对于良好的考试发挥来说还是必需的。

来访者：必需的？紧张与压力还有好处？

催眠师：当然有，考试是一场剧烈的思维活动，没有一定的紧张度与压力感，发挥不出最佳水平。只是在过度紧张、过度压力的状态下，认知加工才会受到干扰，动作才会不协调，不能表现出自己的能力与水平。适度的紧张能帮助人们集中注意力，活跃思维，增强记忆。

来访者：以前每逢考试，老师和家长都会对我们说，不要紧张，不要有压力。而我一到考试就有些紧张，就有压力感，我以为只有我是如此，按你的说法是大家都紧张，都有压力，这让我心里舒服多了。至于紧张与压力对考试有好处的说法，我更是第一次听到，挺新鲜的，也让我感到振奋。

催眠师：你现在正处于催眠状态之中，潜意识已经完全开放，我要你在潜意识中深深地植入新的观念——紧张与压力在考试中是不可避免的，任何人都是如此，所以要顺其自然；适度的紧张与压力对考试是有帮助的，没它，还发挥不出最佳水平。

催眠师：当你在意识与潜意识中都建立起这样的观念，你的心理阴影就会除去一半。

催眠师：见过医生用的那种水银血压表吗？

来访者：见过。

催眠师：想象一个画面，医生正给一个病人量血压，哇！这人血压太高，高到爆表，你说好不好？

来访者：不好。

催眠师：再想象一个画面，医生正给一个病人量血压，哇！这人血压太低，低到没了，你说好不好？

来访者：更不好，这人挂了。

催眠师：再想象一个画面，医生正给一个病人量血压，哇！这人血压平稳，低压 80，高压 120，你说好不好？

来访者：当然好，这是标准血压。

催眠师：考试时的紧张与压力也是这样，过高了不好，没有更不好。中等、适度的状态最好。

来访者：这三个画面让我彻底想明白了，这么一来，我有些紧张与压力再也不害怕啦！

催眠师：是的，生活中让我们痛苦、让我们纠结的有时并不是现实，而是观念。

来访者点点头，表示认可。

催眠师：今天催眠到此结束，我马上把你叫醒……

● **第四次催眠**

第四次催眠的主要任务是进行"心理预演"，把考场上的场景提前呈现，让来访者去体验、去感受、去正确应对，从而驱离怯场心理。

催眠师将来访者导入催眠状态，开始矫治。

催眠师：好的，现在就让我们提前体验一下高考的场景吧……

催眠师：随着我的描述，你的头脑里出现一幅幅画面，同时有相应的感觉与体验。

催眠师：你已经坐在了考场里，周围坐满了你的同学。两个监考老师站在讲台威严地环视着教室……看到监考老师，你忽然想起了你的物理老师，心跳加速了，手心冒出细密的汗珠，握笔的右手也紧张得微微颤抖……这个时候，你对自己说，慢慢放松，深呼吸……你深深地吸了一口清凉的空气，然后慢慢地吐气，感觉身体渐渐地放松下来，手不再颤抖了，冷汗也渐渐消退……你听到你的心脏有力但是有节奏地跳动着，仿佛在不断重复说，我能行，我能行，我能行……

催眠师：物理老师的神色好像不是蔑视，不是的，真的不是的。他的眼神中透露出的是期待，是对你能够取得好成绩的期待，尽管不是那么强烈（他的个性就是如此），我感到轻松多了。

催眠师：又一幅画面出现了，那是你们家的狗狗，它在向你摇尾巴，那是在预祝你考试取得好成绩，是的，它的祝福很灵验……

催眠师：监考老师开始发试卷了，你接过试卷，从未有过的从容与自信……很冷静地展开试卷浏览题目……你感到思维异常活跃，记忆清晰，所有复习过的知识都在你脑海中有条理地一一呈现，这让你信心倍增……

催眠师：好，现在你开始答题了，你忘记了对考试的恐惧、对考试结果的焦虑，你的注意力高度集中在试题上……做得很顺利，既自信又冷静……终于，交卷的铃声响了，你面带微笑，将试卷交给监考老师，走出考场，你的心情非常轻松，对考试结果充满信心……

催眠师：没有焦虑，没有恐惧，更没有怯场的感觉与表现，很轻松，也发挥得很好……

不久之后，当你走进考试的时候，你会重新回忆起现在的感觉，从容又自信，头脑清晰，精力充沛，是的，你一定会在考试中发挥出最好的水平，顺利通过考试……一定是这样的……

催眠师：考试不再让你感到可怕，怯场现象已离你而去，那是你生活中的一个小插曲，它不期而至，但终将会离去，现在已经离去了，挥挥手向它告别吧。

催眠师：现在你头脑中又出现一个画面：你把与怯场有关的所有的感受与情绪统统打个包，一辆垃圾车从你家门前驶过，你把这个包扔到车上，垃圾车疾驶而去，怯场离你越来越远，不见踪影。

催眠师：我马上把你叫醒，醒来以后，你会有一种亢奋的感觉，因为你已经抛掉了一个沉重的心理包袱。

第五次、第六次催眠是第四次催眠内容的重复与强化。

高考之后，我接到来访者报喜的电报，说自己发挥正常。那是对我们工作的最高奖赏。

● **催眠师的体会**

怯场是一种常见的心理现象，也是一幕令人扼腕的悲剧。所有的怯场者都有一个共同的认知误区：紧张不好，压力不好；考试中不能有紧张，不能有压力；除了我以外，其他考生都不紧张、都没有压力。治疗工作的第一步，是要在意识层面、潜意识层面矫正其错误理念，树立正确理念。紧张与压力并不全然是坏事；考试需要适度紧张、适度压力；所有参加考试的人无一不紧张，无一没有压力。

心理预演是对付怯场的有效手段，这种预演，可以在催眠状态中进行（效果好，速度快），也可以在清醒状态中进行。不仅仅是容易怯场的人，所有的考生做一做考场心理预演都是有百利而无一害。

催眠过程中，催眠师应尽可能多地利用场景，即想象中的场景，这对矫治工作很有帮助。

4. 一种负性的"心想事成"

有一种神经症性心理障碍叫疑病。主要表现为对自身健康过分关注，进而导致相信自己已患有严重疾病的荒谬观念。多次求医、反复检查证明：他们并没有患上任何疾病，但科学证据不能改变他们的固有观念，反而坚称确有某种疾病的症状。一种负性的"心想事成"，在他们身上得到极为生动的体现。

● **第一次催眠**

来访者是一位四十多岁的男性，他压根不相信自己的心理方面出了问题，认为自己真的是有病，只不过没有检查出来而已；他对催眠术也不相信，认为它是巫术，是江湖骗术。他来我们这里，完全是经不住他老婆软磨硬泡才勉强过来的。所以，他对催眠师的态度是抗拒，不合作。对于这种情况，治疗与催眠施术有着相当大的难度。催眠师认为，对于这样的来访者，暂不适宜做催眠。

他老婆不停地向催眠师介绍他的情况，他的话却不多，偶尔有两句也是反驳或否定他老婆的阐述。后来干脆一句话也不说，拿起一本书翻看。

突然，来访者对催眠师说：这书是你写的？可能是他看到了作者署名，故而对催眠师发问。

催眠师：对，是我写的。

来访者：上面说的这些事是真的吗？

催眠师：可能我说是真的你也不信，不过如果你想体验一下我倒是可以提供帮助。

来访者：你要给我做催眠术？我可不干！

催眠师：我没说要给你做催眠术，只是为了满足你的好奇心才让你体验的，恰好我今天不忙。在我忙的时候，可没工夫让你体验。你不想体验就算啦！

说完这话，催眠师看都不看他一眼。经验告诉催眠师，跟这种人说话得反着来，你愈是顺从他，愈是不能说服他，对他要实施反向控制。

良久，来访者对催眠师说：我还是想试一试。从他的神情可以看出，他不是想证实催眠术是"真"，而是想证实催眠术为"伪"。

催眠师：既然你这么想，我就来帮你体验一下吧。但有个条件，你要配合我。如果你不配合我，不能实现书上所说的那些催眠状态可能有两种原因，一是催眠术本来就是假的，是江湖骗术；二是由于你不配合而不能实现催眠状态。如果你配合我，不能实现催眠状态的原因只有一种，那就是催眠术是江湖骗术。是不是这个道理？

来访者点头称是。

催眠师：让我们来尝试一下吧。

本次催眠只有一个目的，让来访者有明显的感觉，证明催眠术是真实的，有效的。

催眠师：好的，你躺在沙发上，先来做几次深呼吸。

催眠师：你把一只手放在肚脐处，闭上嘴巴，用鼻子深深地吸一口气……感觉你的腹部在隆起。尽可能地憋住气，实在憋不住的时候，用嘴巴一点一点地吐出来，愈慢愈好……

催眠师：就这样再来三次，自己把握节奏。好的，现在你开始变得平静了……很平静，愈来愈平静……

这是一个有怀疑与反抗倾向的来访者，催眠师仔细观察他的面部表情与呼吸速度，以判定他的配合度以及进入状态的情况。结果发现：反向控制的方式很有效，来访者确实神情专注，配合催眠师的施术。

催眠师：现在你的手臂放松，手臂再放松……手臂放松以后，两只胳膊很重，愈来愈重……你试着抬起你的手臂。

来访者试图抬起手臂，动了一下，没能抬起。

催眠师：好的，你还没有完全放松，我来按摩一下你的手臂，你将实现完全的放松，一点也不能动。

催眠师按摩来访者手臂，边按摩边说：你的手臂愈来愈重了，完全放松了，一点都不能动了……肯定是这样的，不会错的……

催眠师：现在你的手心开始发热，有一股暖流涌向你的手心，你的手心愈来愈热了……你体验，你体验手心愈来愈热的感觉……

催眠师：你的手心现在开始发麻，一阵一阵地发麻，但是很舒服，非常舒服……你体验，体验手心发麻的感觉……你已经体验到了，继续体验……

催眠师：好的，你的手臂愈来愈重了，不想动了，也不能动了，你试着抬抬手臂看？

来访者作尝试，但没有成功，他的双臂已完全不能动了。

催眠师：很好，现在我来按摩一下你的右手皮肤，我按摩过的地方将失去痛觉，肯定是这样的，不会错的！

催眠师按摩后，用针扎来访者的手臂，来访者没有出现退缩反应，来访者的手一动也没动，说明他的痛觉完全丧失。

催眠师：很好，你经历了一场从未有过的催眠体验，虽然深度很浅，你的意识也清楚，但你的感觉已经很明显了。我马上把你叫醒，醒来以后，你会有一种很舒服的感觉，好像美美地睡了一觉，肯定是这样的，不会错的！

叫醒以后，来访者大呼神奇。再让他看看自己的手，被针扎得已有出血点，但丝毫没有疼痛的感觉。

催眠师：这只是一个小小的体验，比这更神奇的现象多了去了。

催眠师接着在电脑上放了一段视频，是催眠师为其他来访者做催眠时的"人桥"录像，来访者看得津津有味。

催眠师：催眠术可不是表演项目，它的最主要功用在于调节身心状态，治疗心理疾病。

来访者：它能治病？治心理疾病？可我没有心理疾病。我是心脏有病，它能治心脏病吗？

催眠师：不能！但调节好了身心状态，对心脏一定大有好处。

来访者：那也好，我可以试试，说实在的，我并不指望你医治好我的心脏病，只是我对催眠术有兴趣了。这本催眠术的书，能借我回家看看吗？

催眠师：当然可以。

第一次催眠到此结束。

事后，催眠师与其家属通了电话。告之家属，疑病症是由多种复杂因素所引发，其中最难矫治的一个因素就是人格。他们多有偏执、内向的人格特质，而人格的改变是一件非常困难的事，虽然不是不可能。另外，人格的变化可能会治愈某种心理疾病，但这种变化本身会导致另一种心理疾病的产生。所以，我们的目标应定为"改善"而不是"根治"。对于这样的目标，你们能不能接受？因为几乎所有人在找到心理医生时的期待都是发生翻天覆地的变化，而我们的理念是：这是不可能的，也是不好的。当然，你会看到有些人的变化很大，也没有什么其他后果，那是因为他们的问题是情绪型的，而不是人格型的。心理问题中一旦有人格因素介入，就变得复杂化了。

来访者家属表示理解与接受，她是个高学历的白领，所以对科学道理很容易接受。

● 第二次催眠

催眠施术前，催眠师与来访者有一段聊天。

催眠师：上次听你说到你有心脏病？

来访者：是的。

催眠师：我也有，咱俩算是病友了，倒是可以交流交流。

来访者：好呀！

催眠师：我是房扑，你呢？

来访者：一直没查出来，还在继续查。

催眠师：你应当在发病期去做心电图，就很容易查出来了。我发病时心跳达到每分钟 180 次，到医院做心电图，立马查出来了。你为什么不在发病时去查呢？

来访者：我去啦，还是没有查出来。

催眠师：哦，也就是说反复检查，没有发现任何问题，对吧？

催眠师：去大医院查过吗？

来访者：去看过不少名医，也用了现在最先进的设备做检查，但就是没查出来。

来访者一脸沮丧。

催眠师：明白了。有一个基本事实我们可否共同确认：迄今为止，你没有查出任何心脏方面的毛病。

来访者：是的。但这并不代表我的心脏没毛病。

催眠师：好的，我们换一个话题，你平时工作压力大吗？

说到工作压力，来访者脸上显出一丝凝重的神情。

来访者：压力大，很大。我在机关工作，工作任务倒不是特别重，但竞争激烈啊！局里好几个处长都是四十来岁，都想上副局长，可副局长的空缺就一个，谁不想上呢？工作中不敢有一丝差错，每一项工作还要揣摩领导的意图，到底什么样才能让他满意？机关里的事你可能不清楚，有时不是做得最好、最完善，领导才会满意，而是要合领导的口味。记得我刚入职的时候，有回处长让我写个会议通知，我写好后请他审阅，他批评我写得不好，要亲自改，结果把会议地点都删掉了。那时我不懂事，当着处里人的面对处长说，怎么连会议地点都搞没了？这让处长很没面子，很长一段时间都对我冷眼相看。

唉……来访者连连叹息。

催眠师：哦。什么时候可以轻松点呢？

来访者（想了想）说：生病的时候，老婆会悉心照料我，领导也会来表示关心。

催眠师：明白了，身体虽然有病了，但内心却获得了安宁。

催眠师：估计你经常上网查阅有关心脏病的资料吧？

来访者：是的，经常这么做。

催眠师：催眠术对缓解压力很有效，也很快捷，不想试试吗？

来访者：好呀！我正想缓解压力。

催眠师判定，来访者疑病症的原因之一是压力、心理负担过于沉重，然后在潜意识中把生病当成一个避风港，再加上不断查看资料，对号入座。心脏本来就是最容易接受心理暗示的器官之一，这就是导致他怀疑心脏有病的重要原因。而来访者孤僻、固执、内向、过分关注自身、敏感、自恋、脆弱、暗示性强的人格特征则是疑病症发病的人格基础。因此，矫治工作应从缓解压力入手，进而消弭消极心理暗示，形成积极心理暗示，最终实现改善疑病症状的目的。

催眠师：现在请你以最舒适的姿势躺在沙发上，像上次体验时那样，做深呼吸，也就是腹式呼吸。多做几次，自己把握节奏，让自己彻底地放松……

催眠师打开节拍器，把速度调到每分钟60次。

催眠师：现在，你集中全部注意力听这节拍器发出的声音。

啪，啪，啪，啪……节拍器发出有节奏的声音，催眠师观察来访者的面部表情与呼吸状态，以判断其进入催眠状态的进程。

催眠师：好的，好的，现在外面的声音愈来愈小了，只有我的声音非常清晰，你逐渐进入愉快的催眠状态……

催眠师把手置于来访者的头顶，现在，你的头皮开始发热，你体验，体验头皮愈来愈热的感觉……你已经有这种感觉了……继续体验……很舒服，头皮发热以后，人有一种很舒服的感觉，任何人都有，你也不例外。好的，我马上开始数数，从1数到3，当我数到3的时候，我把放在你头皮上的手突然拿开，你将立刻进入很深的催眠状态，外面的声音完全听不见，意识一片空白，只有我的声音非常清晰，和我保持着良好的沟通与联系。肯定是这样的，不会错！现在我开始数数：1……2……3！

停顿约一分钟。

催眠师：好的，你已处于很深的催眠状态，你不是平时感到压力很大吗？现在，我来给你释放压力……

催眠师：深深地吸一口气，慢慢地吐出来，随着排出的气体，压力释放出来了……再吸一口气，慢慢地吐出来，压力一点点地排出体外……

催眠师：现在你的头脑中出现一幅画面，是一支正在燃烧中的蜡烛，蜡烛油在融化，压力在一点点地消失……

催眠师：发挥你的想象力，头脑中又出现一幅画面：你淋雨了，正穿着一件湿漉漉的衣服，很不舒服。你脱掉这件湿漉漉的衣服，顿时倍感轻松……

催眠师：压力正远离你而去，你的心境愈来愈平和、宁静，就像一湖春水，波澜不惊……

催眠师：好的，你的压力已经得到缓解，今天的催眠到此结束。我马上把你叫醒，醒来以后，你会倍感轻松。

● 第三次催眠

第三次催眠继续从事压力缓解的工作，过程不再赘述。

● 第四次催眠

将来访者导入催眠状态。

今天，我们来聊一聊由消极心理暗示造成心理阴影的事情。你肯定知道有一个成语叫"杯弓蛇影"。这个成语背后的故事是：汉朝的时候，有一个小吏，名杜宣，被邀到上司应彬家做客。饮酒时，"北壁有赤弩，照于杯中，其形如蛇"。杜宣害怕，又不敢不饮。回家即病，久治不愈。上司应彬知道后，又请杜宣到他家中，"于故处设酒，杯中故复有蛇"。经过应彬的解释，宣顿悟，病顿愈。

催眠师：在国外，有一个类似"杯弓蛇影"的案例。我来说给你听听。

　　他（指患者）是一位著名的男歌星，他的歌声得到了广大歌迷们的喜爱，因此他也得到了很高的报酬。但是他现在陷入极端恐惧中。他说话的声音沙哑，但是，他的经纪人说他仍然唱得很好，能够参加演唱会。可是，他却相信自己的声音是"令人讨厌"的。他非常担心这种情况，他说这种情况已经持续3年了。

　　这位歌星叫查理，是个很优秀的受术者，在催眠中所得到的回答，所获得的信息，显示他在三年前因病必须割除扁桃腺。当时，他很担心手术是否会影响他的歌喉。

　　在催眠状态下，时光倒退到割除扁桃腺的手术时。他说他被戴上口罩，丧失了意识。他记不起当时发生的事情了。外科医生在结束手术后，对护士说："好！这位歌星这样就结束了。"其实，这句话可能是说手术结束了。但是，查理的潜意识却不这么解释，他一直担心手术影响他的声音。结果医生的话似乎证实了他的不安感。"手术必定对我的声音有严重的损害！"他自己这样解释。他的声音就开始沙哑直到现在。

　　这次催眠面谈过后，他沙哑的声音就消失了。醒来以后，他感到很喜悦，安心地回家去。一星期之后，他再度来到诊所，但是声音又恢复了沙哑。他非常沮丧，情绪也很低落。

再次发生声音沙哑的原因很轻易就找出来了。因为他在开车到演唱会现场途中，他的妻子对他说："奇怪，你沙哑的声音怎么这么快就好了？"接着她又说："我不相信你沙哑的声音真的好了，一定还会变回以前那样！"事实如此，他又变回来了。

显然可以看出，查理是很容易接受暗示的人。当他再次接受治疗后，将近一个月都没有任何音讯。他的经纪人说，几天后查理的声音又沙哑了，所以查理认为接受治疗也没有用。

检讨情况之后，催眠师想查理的声音再度沙哑必定有其他的原因。由于他知道症状至少能暂时排除，而且知道这是心理因素所引起的，那么还会复发，可能是有什么动机或需要。因此，他的潜意识不想使症状排除，所以才认为再治疗也没有用。这就是他为什么停止治疗或换治疗医师的原因。他的意识渴望症状能排除，但是无意识却希望能够维持其症状。

催眠师：听完这个故事，你有什么想说的吗？

来访者：我好像有些地方跟故事中的查理有相似之处。

催眠师：告诉我，什么地方相似？有什么相类似的事件？

催眠师：现在，我再给你做一次全身放松，你将进入到更深的催眠状态。

催眠师：越过意识的边界，你的潜意识完全开放，心情轻松愉快，内心一片宁静……现在，时光在倒流……有个事件，它引发了你的心理阴影，现在你重新回到这个事件中，能够非常清晰地回忆出来……

来访者喃喃地说：我想起来了，想起来了……那次是市长到我们局听汇报，有个项目局长让我主讲。这是个荣誉，也是个机遇。不少同事都羡慕我，甚至有些嫉妒。我暗下决心一定要讲好。可能是太用心了，太心切了，开讲之前我的心脏就怦怦乱跳，脸色苍白。那次汇报不成功，市长听完没说什么就走了。局长也不高兴，但他是个极有城府的人，从不轻易发火。他走到我面前，淡淡地说了句：什么情况？是身体不好吗？我无言以对，瞬间感到希望的大厦在崩塌……

催眠师：于是，在以后的日子里，生病是你逃避现实最好的借口，渐渐地你就假戏真做，自觉不自觉地进入病人角色。总而言之，是你的潜意识希望成为一个病人。

来访者点点头，说：好像是这么回事。

催眠师：今天，我们已经找到了你的心理阴影，心理现象就是这样的，只要找到根源，消除它就不是难事。过去，这个阴影一直潜伏在你的潜意识中，时不时地跳出来表现一下，它表现的时候，就是你疑病症状表现剧烈的时刻。今天我们找到了它，抓住了它，今后它再也不能折磨你了，肯定是这样的，不会错的！

催眠师叫醒来访者，本次催眠结束。

● **第五次催眠**

第五次催眠的目的是建立可视化的形象，让来访者确认自己的心脏是没有问题的。

在导入催眠状态后，催眠师对来访者作以下暗示：

现在，你正处于舒适安逸的催眠状态中……在美丽的阳光下，你的身体很轻松，呼吸很缓慢，很均匀，一点都感觉不到身体哪儿有问题……

突然间，你来到了一个黑暗、深邃而潮湿的岩洞。你能听到水流缓缓流淌的声音，你惊奇地发现这里有平滑光洁的甚至泛着光泽的岩石……哦，你进入到自己身体的内部……原来你的身体是这样的干净，这样的健康……其实，所有的检查结果都证实了这一点……医生说你没有心脏病，也没有心脏病的任何迹象……他们说的是对的……你以后也会安心了……

你继续往前走，已经感觉到舒适多了，也不再为此而烦恼了，对自己的健康充满信心。不远处，是一道明媚的光线，穿过岩洞，你来到了一处花园，繁花似锦，小鸟儿围着你轻快地歌唱……以后，每当相同的感觉出现时，你的潜意识都会暗示自己，你的身体是健康的，你身体内部是干净纯澈的……

叫醒过程略去。

● **第六次催眠**

第六次催眠的目的是对来访者心脏疑病时的症状进行消除。

催眠师在将来访者导入催眠状态后作如下暗示：

一股暖流从你的额头流入大脑……大脑一阵温暖舒适……

接下来，把你心脏疑病时的症状按轻重程度排列"疑病等级"……

1级——有时感到疲劳，心悸，胸闷气短，怀疑自己得了心脏病；

2级——有时感觉心跳不规律，怀疑自己得了心脏病；

3级——有时，胸口突然一阵疼痛，心脏好像突然停止跳动了。

现在，你想象自己心悸、胸闷气短……有些紧张……呼吸不畅……慢慢地……慢慢地……出现越来越深长的呼吸……暖流随着呼吸由大脑进入我的身体，身体感到一阵暖和，肌肉随着呼吸在放松……你发现自己呼吸顺畅，没有任何异常……短暂的心悸、胸闷气短是我平日里太劳累、压力过大的缘故……

接着，你想象自己心跳不规律，脉搏时快时慢，不能控制它的跳动了……你感到恐怖、害怕……没关系，做几次深呼吸，想象自己来到了一汪湖水前，湖水清澈见底，健硕的身影倒影在湖水中……把手伸进湖水，慢慢地呼吸，开始全身心地放松……湖水轻轻地透过手指，洗涤你的心灵……心脏在稳定地跳动着……跳动着……心脏是强大的、正常的、放松的……一点都不像平时那样不规律……

随着湖水的流动，你想象心脏好像突然停止跳动。肌肉异常紧张，甚至体会到了濒临死亡的感受……就在这时，一股暖流慢慢流入你的心脏，很缓慢，很舒服……心脏和血管紧紧地依附在一起……不再害怕……心脏的血液在加快流动，暖流把血液里面的毒素都冲走……身体越来越放松，告诉自己不再紧张，不再害怕，没什么大不了的……心脏又开始正常地工作……

- **第七次催眠**

第七次催眠重复上述工作，强化相关感受。

- **第八次催眠**

第八次催眠重复上述工作，强化相关感受。

- **第九次催眠**

第九次催眠的目的是对已形成的正确理念作进一步固化，并对未来生活作积极的展望。

催眠师对来访者作如下暗示：

你来到了一处清澈的山泉旁，倾听溪水悄悄流过的声音，叮咚叮咚闪过的音乐再一次将你带入催眠的轻松状态中……

你曾经有过心脏疑病，现在已经有了很大的改善。现在你已非常清楚，过去的行为纯属"无病呻吟"……你的身体并没有疾病，而是心理出了点问题。所幸的是，这个问题现在已基本解决了……

今后，你要把精力与注意力放在工作和生活上，如户外远足，参加社交活动，办一张健身卡去运动……培养多种兴趣爱好，让自己变得豁达、乐观，精神生活更加丰富……

第九次催眠结束后，催眠师与来访者又进行了一次交谈。

催眠师：我们的这次催眠疗程就结束了。

来访者还有点恋恋不舍。

催眠师：你不可能总是在接受催眠治疗，生活只能由自己去面对。别人的帮助肯定是短期的，有限的。通过这几次催眠，你是不是感到你的心理问题得到了有效解决？

来访者：是的，确有很大改善。

催眠师：那就好！相信你有能力、有智慧面对未来生活。这次的改善可视为一个起点，希望你愈来愈好。还得提醒你，生活中还会发生一些负性事件，因此还会有反复，还会有曲折，这都很正常，非常正常，你要有心理准备。

最后再给你提个建议：别没事总想着你的心脏，或想着你的心脏有没有病。把注意力多多集中于外部世界的人与事，你的状态会越来越好。

有这么一个故事，可能对你有启发。

清代名医叶天士，曾经遇到过一个红眼病人，患者终日忧心忡忡。叶天士仔细诊断后对病人说："你的眼病要治好，只需吃上几服药就行了。但你的脚七天后会长出毒疮，弄不好可能有生命危险。"那人一听，大惊失色，赶忙请叶天士介绍防治毒疮的方法。叶天士要他连续按摩脚底七天。病人照办了，果然脚上没有长出毒疮，红眼病也好了。后来当他前去道谢时，叶天士笑着说："老实告诉你，脚底下要生出毒疮是假的。我见你得了红眼病忧虑万分，而这种病恰恰与怀疑有关，不祛除你的心病，眼病就治不好。叫你按摩脚底是分散你的注意力，因而你的眼病也就好了。"

● 催眠师的体会

虽然在催眠方法中有怀疑者催眠法、反抗者催眠法，但我们的体会是，当来访者处于怀疑、抗拒状态时，催眠施术是难以顺利展开的。其实，怀疑、抗拒是可以利用的，顺其思路，循循善诱，怀疑者与反抗者可能就会转化为"粉丝"，成为忠实的信仰者，成为默契的配合者。在这里，反向控制是一种很好的手段。建议使用。

对于这种由心理阴影造成的疑病，挖出心理阴影的根源是关键所在。不在潜意识里找出它的根源，永远都会停留在治标不治本的水平上，时好时坏将是其常态表现。有时，我们能够找出其根源。另有一种情况，催眠师运用种种手段，也不能使来访者回忆起或描绘出产生心理阴影的原因。这可能是由于个体差异的缘故，也可能是产生心理阴影的不是某一特定的事件，而是整个生活环境的长期压抑所致。对于这种情况，有些催眠师采用的方法是编造一个合情合理的、与受术者的生活经历有关的故事，把这故事告诉来访者，说这就是你亲身经历的、导致心理阴影产生的、已经遗忘了的早期经验。然后，催眠师再对这故事中的事件进行分析、解释，对受术者进行指导。一般说来，只要来访者能"确认"该故事实为亲身经历和导致心理阴影的产生，此法也能收到良好的效果。不过这种方法的使用应当相当慎重，如果来访者的潜意识察觉到催眠师的"欺骗"行为，便会对催眠师的催眠暗示全面抵抗，治疗获得成功的可能性就会小得多。

六　甘苦寸心知

这许多年的催眠施术实践与理论研究，我们有成功，也有失败；有欢欣，也有苦恼；当然，更有一些心得与体会。这里把这些心得与体会梳理出来，贡献给大家，自认为可以让读者对催眠术有更深入的了解，也可为初学催眠者提供一些经验与教训。

1. 催眠的效果存在很大差异

在我们前面所讲述的 11 个治疗个案中，个个都很成功，效率显著。但我们必须声明，那只是我们治疗结果的一部分，非常成功的一部分，而不是全部。我们曾对催眠疗效进行过评价。

评价分为来访者当场评价，即催眠结束之后根据来访者的感受进行评价；其次是来访者反馈评价，即来访者回到生活实践中以后通过各种形式反馈催眠的疗效。疗效评价的结果分为四个等级：无疗效是指无法进入催眠状态的，主要为受暗示性程度低和注意力难以集中的类别；有些疗效是指对症状没有多少改善，但是能够感到放松，有轻松之感的一类；疗效良好是指能够对症状进行缓解、调节，降低痛苦的程度，但还需要进一步自我调节的一类；疗效很好是指症状得到彻底治愈。

评价结果如下：

无疗效：14.93%；

有些疗效：11.94%；

疗效良好：22.38%；

疗效显著：50.75%；

这表明：催眠术不是对所有的人都适用，对所有的症状都适用。谁也不能保证每一次的、对每一个人的催眠都能成功。和任何治疗方法一样，它也存在一个适应性人群的问题。究其原因，有以下几条。

首先，不同性别催眠的深度有差异。女性的催眠深度深于男性（平均值，男 =27.24，女 =37.53，$P=0.028^*$），存在显著性差异。女性的催眠感受性高于男性（平均值，男 =24.00，女 =31.50，$P=0.042^*$），存在显著性差异。不同性别在催眠疗效及催眠程度转化方面不存在显著性差异（$P=0.068$；$P=0.646$）。

其次，催眠感受性存在显著性差异。除了那些几乎完全不能接受催眠术的人以外，我们使用斯坦福催眠感受性评价量表，对能够接受催眠的来访者的催眠感受性进行评价，其中低感受性者占 29.82%；高感受性者占 70.18%，催眠感受性存在非常显著性差异（$P=0.002$）。

再次，催眠深度与疗效之间存在显著性相关（$r=0.923$，$P=0.000^{**}$，$N=67$）。可以得出结论，催眠程度越深疗效越好。催眠程度转化与疗效之间存在显著性相关（$r=0.388$，$P=0.012^*$，$N=67$），即催眠程度加深有利于催眠的疗效。

最后，催眠师的水平、催眠施术时催眠师自身的状态（如精神是否饱满、注意力集中程度、施术水平、人格魅力）也与催眠效果有直接的联系。

2. 催眠程度与心理治疗疗效的关系

有数据表明，催眠深度与心理治疗疗效之间存在 0.9 以上的高相关，也就是说，要取得好的治疗效果当然是催眠程度越深越好。在治疗过程中有的人是第一次接受催眠疗法就能够达到深度，这样的人往往是具有高催眠感受性的，加之求治欲望强烈，一般会产生神奇的疗效。不过，我们在实践中的体会是，浅度、中度催眠对于心理治疗也能够产生一定的疗效。而且也不是所有的人，所有的心理问题都需要很深的催眠深度。况且很深的催眠深度也不是完全没有弊端，比如说，对催眠师的依赖程度就会加重，这可不是什么好事。

浅催眠状态中来访者躯体肌肉处于松弛状态，眼睑发僵，思维活动减少，还不能按治疗者的暗示行动，事后诉说未睡着，周围一切都听到，都知道，就是不能也不想睁眼，只感觉全身沉重、舒适。在这种状态下，被催眠者的心理防卫渐渐降低，能说出平常不愿意说的话，心情也比较平稳，适合进行一般的心理咨询。催眠状态下来访者能够达到彻底放松的程度。催眠过程中的放松与意识层面引导的放松是存在本质差异的，意识层面的放松需要长时间的训练，需要从放松的反面，即感受紧张来体验放松，即使如此还是难以真正达到彻底放松的程度。而催眠状态下只要来访者根据指令，通过对呼吸、肌肉等方面的调节，很快就能够达到放松的要求。所以即使浅催眠的来访者同样也能通过放松缓解心理压力，产生舒适感，人群中绝大部分人都可以通过浅催眠达到此效果。

中度催眠状态来访者瞌睡加深，皮肤感觉迟钝，痛阈值提高，顺从。事后病人说他开始突然睡着了，后来又醒了，问他治疗者跟他说了些什么，做了些什么，病人只能记起催眠初期治疗者的言语和行动。此种催眠状态被催眠者身心放松，也能够对于催眠指令作良好反应，同时，被催眠者意识清醒，甚至比平常更清醒。这时候，意识与潜意识搭起了一座桥梁，催眠师可以直接对潜意识下指令，潜意识可以直接把特定的讯息送到意识层面，被催眠者能够回想起遗忘的内容，甚至重临其境。台湾催眠大师廖阅鹏先生的大部分催眠治疗都是在这个状态下进行的。廖先生认为在心理治疗时，深度催眠状态并不需要，尤其心理治疗常常着重在当事人对于过往经验的重新诠释、人生经验的统整，都需要清醒的意识状态来参与，所以中度催眠状态是最合适的。在我们的治疗实践中发现，中度催眠也可以达到很好的治疗效果，其原因主要是干预了无意识，甚至可以说是和无意识直接对话，这比意识层面的心理咨询效果要好得多，即使咨询师说的是同样的话，意识层面的接受往往会产生阻抗作用，而无意识由于阻抗作用小，接受的可能性就大。

深度催眠状态是指被催眠者身心放松，对于催眠指令反应良好，但是，他的意识不清醒，甚至不知道当时四周的状况，沉浸在非常主观的个人世界里。当结束催眠时，很可能也无法记住催眠中发生过的那些事情。催眠舞台秀就是刻意将参与者催眠到深度催眠状态，夸张地表现出"完全被催眠师摆布"的娱乐效果。在心理治疗时，深度催眠状态并不一定需要，要根据具体人、具体情况而定。

3. 什么人不能接受催眠术

在我们所做的催眠个案中，约有15%的人无法被催眠。他们也是治疗心切来寻求催眠术帮助的，态度也是积极、主动的，相当配合。为什么就不能成功呢？我们对这些不成功的个案进行了分析，发现这些个案的共同特点是受术者具有强迫症状或者是强迫倾向严重而注意力无法集中。当接受催眠师的指令时，注意力非常容易涣散，头脑里不由自主地冒出种种杂念，尽管来访者一再力图排除这些与催眠指令不相应的念头，但是结果却适得其反，越是排除杂念越多，最终使得催眠无法进行。通过对这些个案的 SCL-90 强迫症状因子分的测定我们发现，强迫症状因子分在 2.8 ~ 3.7，即存在不同程度的强迫，并且均为强迫观念，而非强迫行为，有较强的治疗欲望，普遍感到痛苦而无法自行解除。接受催眠的次数平均为 3.6 次，催眠程度均无任何改变，连浅催眠也无法达到。目前网络上较多的有关内容显示，催眠治疗强迫症有一定的实证效果，而我们在非药物性催眠过程中发现，强迫症患者或强迫倾向者由于注意力无法集中是不能进入催眠状态的。

根据催眠大师艾瑞克森治疗强迫症的催眠实践，大师对催眠治愈强迫症是乐观的，并有治疗的成功个案，催眠治疗让病人取卧位或坐位，使病人进入催眠状态。在催眠状态下的暗示诱导语为："你现在正处于非常舒适的催眠状态，你一定要仔细倾听我说的话，也绝对要按我的话去办。我知道你自己也很明白你的这些强迫症状（指出具体症状）是不合理的，也是毫无意义的，既然是不合理的、毫无意义的，那就不应该去想，不应该去做，你自以为你无力摆脱，其实你完全能够摆脱，你也是一个有毅力的人，只要你想摆脱就一定能够摆脱，而且也很容易摆脱，这其实并不是很难的，你完全能够做到。现在你已经能够做到了，很轻松地就能够摆脱这些不应该出现的症状。……你现在出现了这些症状，你想摆脱它，症状没有了，你想让这些症状重复出现也不可能，你现在感到这些症状的出现非常可笑……你的疾病已经痊愈了，以后再也不会出现这些莫明其妙的强迫症状了，即使偶尔不自觉地出现了这些症状，你也会轻而易举地把它驱除。……你的病好了，你的心情非常愉快，你被唤醒后精神非常饱满，这些强迫症状已一去不复返了。"唤醒病人，解除催眠状态。

我们的催眠实践表明，强迫症患者的治疗如果仅仅依靠言语催眠存在困难，则配合以药物催眠，进入催眠状态后强迫症与其他心理障碍一样治疗可以卓有成效。强迫症只是难以进入催眠状态，并不是进入催眠状态后不能被治愈。能够使强迫症患者进入催眠状态，把产生强迫的原因弄清楚，是治疗的关键所在。一般强迫症状是由于性格特征加之突发的应激性事件，以某种强迫行为或观念替代对问题的解决，长此以往导致症状的难以消除。有学者提出：对于言语催眠存在困难的强迫症状患者，可以采用 5% 的硫喷妥钠和葡萄糖生理盐水作控制性静脉滴注，在硫喷妥钠半衰期，患者的意识刚恢复时，使用语言将其催眠，在催眠状态下进行人格重组的认知操作。

4. 催眠是直通无意识的桥梁

催眠的无意识理论当前已经为较多的研究者所接受，他们认为催眠是绕过意识的判断，而直接跟无意识沟通，从无意识提取资料或向无意识输入资料的一种途径。心理障碍患者之所以难以进行自我调节，是意识的控制力和协调力降低的缘故，即矛盾冲突或应激事件使自身无法作现实层面的问题解决，意识状态又难以作心理层面的消化、调节与缓解，这时候往往会寻求外部力量的帮助，心理咨询因此成为该部分人的需要。而意识层面的心理咨询如果确实能够为来访者打开一扇从未打开过的心灵"窗户"，使之接受来访者的观点，或换一个角度思考问题，会使其有茅塞顿开之感，也就达到了心理咨询的目的。尽管目前世界上已经存在几百种心理咨询与治疗的方法，但这些方法绝大多数还是作用于意识层面，无论是疗效，还是时效普遍都不尽如人意，很多来访者是在自己已经作了自我调节的基础上寻求心理咨询的，如果咨询师的所作所为并未有拨云雾而见青天之功效，就会使许多心理咨询最终不了了之，当前心理咨询与治疗领域此种现象较为多见。

催眠可以使意识活动处于一种特殊的休眠状态，即不同于清醒状态下的意识活动，绝大部分能够接受浅、中度催眠的来访者均感到自己对外部世界似乎是可以觉知的，自己觉得没有睡着，可以听到外部的声音，可以对刺激进行应答，实际上只要能够被催眠，这种所谓的"清醒"状态是不同于真正的意识状态的，其一是自己不能主动思维，思维加工是被动的，是根据催眠师的指令进行的；其二是意识与无意识之间的屏障被打开了，无意识活动可以进行信息加工，并通过言语反映出来，与清醒意识活动存

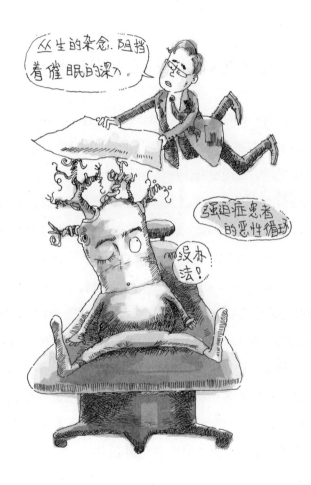

在程度及内容上的差异。正如弗洛伊德所言，只有通过潜意识成为意识，我们才能知道潜意识。由此观之，催眠是直通无意识的桥梁，催眠本身的效用是通过作用于无意识而产生的。

5. 心理障碍的核心在无意识中

在催眠过程中我们发现有部分来访者意识层面主诉的心理困扰内容，与在被催眠之后所陈述的核心困扰内容不尽相同，有的甚至是意识层面没有任何涉及的。

如一位女大学生来访者入睡前必须要小便数次，有时明明才小便过，仍然还要再次上厕所，自己也意识到是心理作用，但是却无法控制，经常成为其他人取笑的对象，因此很痛苦，也进行过心理咨询与治疗，但是效果不好，愿意接受催眠疗法。在进入催眠状态以后当要求其把最困扰自己的问题讲出来时，她却不顾一切地放声痛哭，当问及原因的时候，来访者陈述的却是看到父亲在打母亲，把母亲的头打得鲜血直流，自己吓得尿湿了裤子。通过在催眠状态下的交流，治疗者弄清楚了她每当紧张时就感到要小便的症结：考试前一定也要小便多次，晚上由于怕从上铺起夜影响他人，因此临睡觉前觉得必须把小便排干净，只要没有立刻睡着就要一次次地上厕所。在催眠状态下找到了来访者无意识层面的创伤，一次催眠治疗就解决了她的问题。

另外一位是参加全国心理咨询师考试紧张、失眠因此进行催眠治疗的求助者。她声称平时擅长自我调节，没有什么心理障碍，也没有其他问题需要咨询。进入催眠状态后，她讲述的却是对外婆的愧疚，对于从小把自己带大的外婆，在她病重期间没有尽心尽力地侍奉她，对她没有好的态度，外婆最终的死自己是有责任的，自己感到对不起她。来访者讲述的时候声泪俱下，并问及有没有什么方法可以弥补自己的过失。在催眠过程中，催眠师引导她对自己的行为作了一定的忏悔并介绍了一些悼念的方法。之后，这位来访者紧张、失眠的情况大有好转。在催眠治疗中这样的例子有很多，这说明许多意识层面的问题是由看似有关或无关的无意识层面的原因引起的。而对意识层面的种种障碍如果就事论事，心理障碍会难以解除。

6. 催眠术要与其他治疗方法结合使用

催眠只是通达无意识的桥梁，催眠的作用必须通过干预无意识才能实现，在催眠实践中我们发现适合意识层面的种种心理治疗方法同样可以在催眠过程中完成，而且效果更好。例如系统脱敏和冲击疗法在催眠过程中可以大大缩短治疗时间。

有一个医学院的学生非常害怕一种实验动物癞蛤蟆，以至于无法进行实验操作，因此求助于催眠术。按照传统的意识层面的系统脱敏疗法，至少要进行五个等级的脱敏，需要数次才能完成，但根据催眠状态的特殊性，我们把行为分成三个等级，

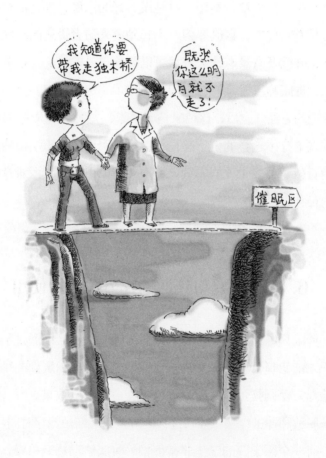

第一级为看别人解剖癞蛤蟆，在放松的情境下做了两次脱敏，患者的敏感程度大为降低；第二级是接触癞蛤蟆，用手去触碰；第三级是实验课上解剖癞蛤蟆，在催眠过程中来访者可以身临其境，通过一次约一个半小时的催眠系统脱敏疗法，对癞蛤蟆的敏感程度达到正常水平，一周以后又强化治疗一次，尽管还是讨厌癞蛤蟆，但是进行实验操作已没有问题了。一年多以后信息反馈过来，他对癞蛤蟆的恐惧基本消除。

催眠中同样也可以使用认知疗法，通过与来访者在催眠过程中的交流，来访者在意识层面根本无法改变的态度和某种立场变得容易接受催眠师的引导。如一个女大学生一厢情愿地爱上了同班的一个男生，但是对方根本不能接受，而她却陷在里面不能自拔，严重地影响了正常的学习和生活。她来访时说什么道理都懂，但就是不可能不想到他，他时时刻刻都在她的眼前，每当真的见到他时就满脸通红，浑身紧张。在催眠治疗中，催眠师使用认知疗法，与她谈爱情应该是什么样的，爱与被爱必须两情相悦，才能产生爱的火花……通过三次催眠治疗，来访者的心态有了质的改变，能够以正常心理状态面对不能接受她爱情的同班同学了。

7. 催眠暗示不可违背人的本性

众多的催眠表演似乎都在向人们炫耀同一个主题，即催眠师可以要求被催眠者做任何事情，这就使催眠更加神秘化了，有些人因此拒绝催眠，这实际上是由催眠小说和影视作品的误导所致，其实一个人即使在催眠状态下也难以违背其本性，完全按照催眠师的指令行事。

一位来访者在心理问题解决以后，作为被试参与了催眠实验。来访者在深度催眠状态中，被要求置身于一个大型的超市，催眠师暗示他正在购物时，有歹徒抢劫超市，人们趁混乱纷纷拿着货架上的东西往外跑，要求被试也去拿东西，不拿白不拿……在以往其他正面指令均无一例外奉行的情况下，此时被试表示出反抗意识，说这是不道德的，脸上露出愤怒的表情，当强行要求其拿超市的东西时，被试突然睁开了眼睛，尽管有点糊里糊涂，但事后说好像是要他干他所不愿干的事。这样的实验在另外几个被试身上也出现过同样的情景，也就是说无意识并不是完全可以令人摆布的，当暗示的指令具有伤害性或违背人的本性时，被催眠者会抗拒。

8. 催眠过程中应注意的问题

在催眠过程中，不唯受术者的受暗示能力、催眠师的技能技巧影响到催眠施术的效果，催眠师自身的一些问题亦可能对催眠的效果产生这样那样的作用。所以，我们也把催眠师在催眠过程中应有的心态与恰当的行为列为催眠师应当具备的条件之一。

在催眠的准备阶段，催眠师应该情绪稳定。如果自身的内心处于不安、焦躁状态，最好暂时不要对受术者施术。因为，当催眠师焦躁不安时，有可能作出种种冲动的行为。这样对受术者、对施术都极为不利。要之，催眠师在施术前应首先调整好自己的心态，把自己的心态调整到自然平和的状态。

在准备阶段的另一注意要点是催眠师不能有任何矫揉造作的表现。由于催眠术本身带有神奇的色彩，受术者又多少带有怀疑与恐惧的心理，任何矫揉造作的行为都将被受术者视为弄虚作假的表现。

在诱导阶段，催眠师自身的心态、能力与品质的重要性则更为清晰地显现出来了，并且对能否将受术者导入催眠状态起到举足轻重的作用。此刻，有些催眠师由于能力及技术上的缘故，未能做到正确地把握催眠的进程，而仅仅是使用了呆板的、机械的催眠暗示方法。完全从自己的角度出发，试图强迫受术者及早进入催眠状态。然而，暗示一定得顺其自然方能进入状态，任何强迫的方法都是徒劳无益的。因而受术者无法接受其催眠暗示，无法产生与催眠师的暗示语相契合的体验，无法建立起双方心理上的感应关系。当出现这种"久攻不下"的情形时，催眠师的急躁、怨恨情绪便悄然而生，如果再出现"归因"错误的话，则有可能将催眠施术不顺利的原因归之于受术者，从而出现责备受术者、攻击受术者或嘲弄受术者的情况。这更加使得暗示的进程受阻，催眠师则愈加焦躁，如此循环往复，结果是愈搞愈糟。

如前所述，催眠师应当态度和蔼可亲，但是，如对某个受术者抱有特别的好感也是不可取的。好感有可能导致感情用事，感情用事则可能或者迁就受术者，放慢暗示的进程；或者企图一蹴而就，超越必经的阶段。

有些心理治疗学家还认为，倘若催眠师对异性受术者怀有性欲方面的联想，或者是一种优越感，这种联想和感觉，特别容易在对受术者的诱导阶段中显现出来。尤其是当催眠师想使受术者被自己的催眠暗示自由操纵时，这些欲念会更加强烈。为了满足自己的这种不健康的心态而对他人实施催眠术的人为数不少。一方面，怀有这样的心态而导致的自身注意力的不集中事实上很难使受术者进入催眠状态；另一方面，催眠师的这些欲念以及不知不觉中的自然流露，会招致受术者的鄙视或反抗，还有可能使受术者产生新的心理纠葛。

此外，在诱导过程中，当受术者正在暗示的轨迹上顺利引进、催眠程度逐步加深之时，有些施术者由于自身个性上的懦弱，会出现犹豫不决、欲行又止的情况。催眠的实践告诉我们：如果错过将受术者导入更深一步状态的"关键期"，受术者则可能回复到清醒状态。

在深化阶段，催眠师本身也有可能产生与导入阶段相类似的困扰。即由于无法理解和消除受术者身上还残存着的不安和紧张以及可能出现的反抗，很可能会对受术者产生敌意与反抗，进而出现攻击性的态度与行为。这些当然都对受术者催眠程度的深化不利。此时，催眠师应克制自己的感情，冷静理智地对待受术者，应通过精细的观察与一系列有目的的试探，发现受术者不安与紧张的根本原因所在。可以暂时停止深化的步骤，采用恰当的暗示语和放松法以彻底消除受术者的不良情绪。兹后，再进行深化的步骤。

在治疗和觉醒阶段，还有若干问题也是催眠师应该重视的。例如，在治疗阶段，催眠师应注意的问题是要在一定程度上发挥受术者的能动作用，以消除各种心理上的疾患。如果受术者始终是在被动状态下接受治疗，那么清醒以后对催眠师的依赖性也将很大，甚至会产生移情现象。有些治疗者为了一时的顺利，始终使受术者处于被动状态，而不设法调动其自我的健康的心理潜能，这么做，往往只能收效于一时，而不能长期、有效，从根本上消除受术者的心理疾患或各种心因性疾病。

在觉醒阶段中，催眠师经常出现的一个错误就是有些人由于自身心态不够健康，支配别人的欲念强烈，或由于留恋在催眠过程中自身体验到的优越感，每每迟迟不愿为受术者解除催眠状态。值得着重强调的是，当受术者被维持在一种"无所事事"的催眠状态中时，潜意识中会体验到强烈的欲求不能满足之感。在度过一段"无所事事"的催眠状态而觉醒后，受术者会发生智力倒退现象或产生企图沉溺于催眠心态的情况。这当然是应当引起初学催眠术者高度重视的问题之一。

图书在版编目(CIP)数据

催眠术治疗手记 / 邰启扬, 吴承红著. -- 2版. --
北京 : 社会科学文献出版社, 2018.1
  (邰启扬催眠疗愈系列)
  ISBN 978-7-5201-1748-7

  Ⅰ.①催… Ⅱ.①邰…②吴… Ⅲ.①催眠治疗
Ⅳ.①R749.057

中国版本图书馆CIP数据核字(2017)第273320号

·邰启扬催眠疗愈系列·

催眠术治疗手记(第2版)

著　者 / 邰启扬　吴承红

出 版 人 / 谢寿光
项目统筹 / 王　绯　黄金平
责任编辑 / 黄金平
漫画作者 / 王家琪

出　　版 / 社会科学文献出版社·社会政法分社 (010) 59367156
　　　　　　地址：北京市北三环中路甲29号院华龙大厦　邮编：100029
　　　　　　网址：www.ssap.com.cn
发　　行 / 市场营销中心 (010) 59367081　59367018
印　　装 / 三河市尚艺印装有限公司

规　　格 / 开　本：880mm×1230mm 1/32
　　　　　　印　张：8.125　字　数：175千字
版　　次 / 2018年1月第2版　2018年1月第1次印刷
书　　号 / ISBN 978-7-5201-1748-7
定　　价 / 58.00元

本书如有印装质量问题，请与读者服务中心 (010-59367028) 联系